TRAITÉ COMPLET

DE

L'OPÉRATION CÉSARIENNE.

TRAITÉ COMPLET

DE

L'OPÉRATION CÉSARIENNE,

Par Antoine PLANCHON,

Gradué ès lois de l'ancienne Université de Paris, et Membre de l'ancien Collége de Chirurgie de la même ville.

Dédié à A. DUBOIS, Professeur à l'École de Médecine de Paris.

A PARIS,

Chez { L'Auteur, vieille rue du Temple, n°. 107, { Drost, Imprimeur, rue de la Verrerie.

1801.

A ANTOINE DUBOIS,

PROFESSEUR

A L'ÉCOLE DE MÉDECINE

DE PARIS.

Mon ami,

J'ose, à ce titre, vous dédier un Ouvrage dont les matériaux m'ont été fournis par une longue expérience, dans certain nombre d'opérations majeures relatives à l'objet qui y est traité. Daignez, ô mon digne ami ! jeter un coup-d'œil sur cet opuscule ; vous y verrez des procédés que je soumets à vos lumières, et à ce discernement profond et éclairé, que personne ne vous conteste. Ce sujet m'a toujours paru manquer de méthode et de clarté chez les Auteurs qui en ont parlé. Le jugement que vous porterez sur ce petit Ouvrage, quel qu'il puisse être, ne fera que redoubler mon zèle.

PLANCHON.

PRÉFACE.

Le but de mon Ouvrage est d'établir une méthode raisonnée, dans les détails de cette grande operation, surtout dans ces rencontres difficiles qui arrivent aux femmes dont le bassin est vicié.

Je parle de la grossesse déplacée, qui peut survenir à la femme la mieux construite pour être mère ; je passe tous les procédés opératoires en revue, j'indique les cas où ils peuvent être mis en usage pour conserver la mère et l'enfant.

Je recommande la situation de la femme, le service des aides, les choses nécessaires avant, pendant et après l'opération, je délivre la femme par le vagin, avec mon cylindre de gomme élastique ou avec la sonde œsophagienne, composée de même, mais beaucoup plus longue ; on peut introduire cette dernière par le vagin de dehors en dedans, et de bas en haut, après qu'elle aura traversé le bassin ; la matrice sortant par la plaie, on peut dans l'instant la fixer avec un triple fil de Bretagne par un double nœud, en serrant le cordon avec elle ; dans ce cas, l'aide n'aurait qu'à tirer doucement à lui, pour amener le cordon à la vulve.

Ceux qui voudraient passer le cordon ombilical avec la main, lorsqu'il est hors du ventre, perdront beaucoup de tems, en éprouvant une grande difficulté.

Je

Je ne dis rien des pansemens consécutifs, rien des vidanges, rien de la
suppuration , parce que l'opération
étant bien faite, les suites peuvent
être confiées à un Chirurgien estima-
ble, pour les diriger à propos, suivant les variétés communes aux grandes plaies du bas-ventre ; je donne
mon procédé opératoire dans le cas où
la rupture de la matrice est vérifiée,
car ce moyen peut sauver la femme.
Ceux qui craindraient de piquer les
intestins en opérant, se trompent, il
n'y a pas le moindre danger pour
l'homme instruit : je conviens que les
Sages-Femmes en culotte (*) y trou-

(*) Expression dont se servait feu M. Louis,
célèbre Chirurgien de Paris, envers les accoucheurs
qui décriaient les opérations qui étaient au-dessus
de leur portée.

veront de quoi autoriser leurs clameurs; je ne me donnerai pas la peine de leur répondre , je les renvoie d'avance à la page 10 de la préface des élémens de Chirurgie de Pierre Sue , professeur à l'école de médecine de Paris. Les ignorans imprudens trouveront là quelque chose qui leur est applicable.

TABLE
DES MATIÈRES.

OBSERVATIONS
SUR LA CREVASSE DE LA MATRICE.

ERRATA.

Page 9, ligne 5, le doigt, *lisez* les doigts.

Pag. 11, ligne 9, lèvres, *ajoutez* de la plaie.

Pag. 14, ligne 6, plaie, *lisez* place.

Pag. 16, ligne *pénult.* lui correspondent, *lisez* leur correspondent.

Pag. 17, ligne 12, est, *lisez* c'est.

Pag. 20, ligne 10, putrifie, *lisez* putréfié.

Ibid. ligne 14, vescicatoires, *lis.* vésicatoires.

Alibi passim, même faute.

Pag. 20, ligne 6 *de la note*, que j'ai vu, *lisez* que j'aie vu.

Pag. 23, ligne 3, constituée, *lisez* constituée.

Ibid. ligne 12, celle, *lis.* celles.

Pag. 28, lignes 16 et 17, conception, *ajout.* est.

Pag. 30, ligne 15, visiter les tégumens du haut en bas, *lis.* diviser les tégumens de haut en bas.

Pag. 33, ligne 12, indolante, *lis.* indolente.

Pag. 35, ligne 5, au lieu, *lis.* au milieu.

Pag. 37, ligne 23, plusieurs *ajout.* cas.

Pag. 40, ligne 4, balancerai, *lis.* balancerais.

Pag. 45 ligne 15, émissaires, *lis.* emissoires.

Pag. 46, ligne 3, *supprimez* a.

Pag. 48, ligne 6, *Interus*, *lis.* l'utérus.

Ibid. ligne 13, l'ovérotomie, *lis.* l'ovariotomie.

Pag. 58, ligne 2 et 3, symphyses. *Sacro-iliaquees*, *lis.* symphyses sacro-iliaques.

Page 61, ligne 17, *Interus*, *lis.* l'utérus.

Alibi passim, même faute.

Pag. 92, *antépénult.*, annulaires, *lis.* annulaire.

Pag. 97, ligne 15, aurait, *lis.* aurait en.

Pag. 118, ligne 11, à l'amincissement, *lis.* l'amincissement.

Ibid. ligne 17, *supprim.* dans le cadavre.

Pag. 119, ligne 9, uretères, *lis.* urétères.

Pag. 131, ligne 20, entre, *lis.* en.

Pag. 132, ligne 22, le paroi, *lis.* la paroi.

TRAITÉ COMPLET

DE

L'OPÉRATION CÉSARIENNE.

CHAPITRE PREMIER.

De toutes les opérations chirurgicales, la section césarienne est peut-être celle qui a le plus occupé la classe des chirurgiens célèbres. Malgré l'attention la plus profonde de leur part, ils l'ont confondue avec beaucoup d'autres qui ont avec elle quelques degrés de ressemblance. Tous se sont accordés à dire, et dans leurs leçons et dans leurs écrits, sans distinguer les parties qui contenaient l'enfant, « qu'ils faisaient l'opération césarienne, lorsqu'ils ouvraient le ventre pour en faire sortir l'enfant, quel que point que celui-ci occupât dans cette grande capacité. »

J'ai assurément le plus profond respect

A

pour les auteurs qui ont écrit sur cette importante matière ; mais j'ose avancer que, quel que fût leur savoir, ils ont manqué d'exactitude dans les détails qu'ils ont laissés de cette grande opération, comme je tâcherai de le démontrer.

J'entendrai donc désormais, par opération césarienne, une incision de six ou sept pouces de longueur, faite en plusieurs tems sur l'une des parties latérales de l'abdomen, pénétrant jusques dans la matrice, d'après un jugement certain de la part de l'Accoucheur, relativement à la position de l'enfant dans le sein de sa mère. Ce jugement indique le lieu de nécessité où l'on doit pratiquer l'opération césarienne. C'est cette connaissance exacte qui doit régler la direction de l'incision : que la matrice soit déplacée ou non, cette précaution est de rigueur.

Il faut remarquer, en passant, l'étrange confusion qui règne dans l'acception du mot *opération césarienne*. Nous voyons, d'après un très-grand nombre d'observations, que des femmes qui y avaient d'abord été soumises plusieurs fois, et avec succès, sont accouchées subséquemment

par les voies naturelles et sans beaucoup de
peine , d'enfans vivans , lesquels se sont
élevés aussi heureusement que s'ils avaient
dû le jour à la mère la mieux conformée. *

N'a-t-on pas lieu de s'étonner que le bassin ait fourni le passage à un ou plusieurs
enfans , après avoir opposé jusques-là une
invincible résistance ? Ce phénomène, ou
plutôt cette singulière contradiction de la
nature , me paraît difficile à concevoir.
L'enfant n'était donc pas dans la matrice ,
ou il était monstrueux. Je ne dirai pourtant pas que l'ignorance ou la supercherie
aient été pour quelque chose dans ces observations ; les praticiens qui nous ont
transmis ces faits avaient trop de sagacité
et trop de bonne foi , pour que je me per-
mette de leur adresser le moindre reproche.

Ils crurent, tout au plus , faire l'opération césarienne , lorsqu'ils extrayaient un
enfant du ventre de sa mère , et ils la faisaient en effet, si l'enfant qu'ils se propo-
saient d'extraire était contenu dans l'inté-

---

* Voyez le 1er. tome des *Mémoires de l'Académie
de Chirurgie* , recherches sur l'opération césarienne ,
par M. Simon.

rieur de la matrice ; mais s'il était dans l'une des trompes, ils faisaient la trompotomie ; s'il occupait l'un des ovaires, l'opération méritait le nom d'ovariotomie ; enfin ils pratiquaient la gastrotomie, si l'enfant était dans le ventre, soit qu'il y eût pris croissance, soit qu'il fût tombé accidentellement dans cette capacité.

On voit aisément, par cet apperçu, que personne n'a classé ces opérations comme elles doivent l'être ; mais si l'on suit une marche plus méthodique, on parviendra un jour, après beaucoup de méditation et de travail, à un résultat certain, méconnu jusqu'ici. Oui, sans cette méthode précieuse, le dédale sera toujours inextricable. Ainsi, toutes les recherches de l'art sont très-pauvres, parce que les praticiens ont négligé d'y mettre de l'ensemble. Les prôneurs peu éclairés ont entassé faits sur faits, observations sur observations, sans nous donner une parcelle de lumière qui puisse nous guider vers un seul point d'exacte vérité.

Ceci m'autorise à avancer qu'il faut tracer des règles certaines et une ligne de démarcation entre les diverses opérations , eussent-elles entr'elles un très-grand rapport de procédés.

Pour me déterminer à faire l'opération césarienne, il faut 1°. que je sache avec certitude que l'enfant est contenu dans la matrice ; 2°. que le bassin soit tellement vicié, qu'il ne puisse permettre ni l'introduction de la main , ni celle des instrumens , soit que ce vice soit dû aux os du bassin, soit que des tumeurs opposent , du côté des voies naturelles , une résistance invincible.

Le premier point bien constaté , et une fois convaincu de l'impossibilité du passage de l'enfant au travers du bassin de sa mère , sans encourir le danger de perdre la vie , je me décide à pratiquer la section.

J'attends que le travail soit commencé chez la femme contrefaite , c'est-à-dire , que la dilatation de l'orifice de la matrice représente , du côté du bassin , la circonférence d'un écu de trois livres de notre monnaie , afin de pouvoir percer les membranes à volonté.

Les choses étant dans cet état, je fais donner à la femme un lavement simple , si

elle peut le recevoir ; mais s'il y a impossibilité, par la faiblesse, la douleur, l'abat-
tement ou d'autres causes majeures, j'ôte
les grosses matières avec la curette, ou, à
défaut de celle-ci, avec les doigts. L'intes-
tin rectum étant vidé, j'en fais autant de
la vessie au moyen de la sonde.

Après ces préliminaires, je fais placer la
malade, comme dans l'accouchement contre
nature, sur le lit de misère, au pied
ou sur le bord du sien, les pieds appuyés
sur deux chaises, les cuisses écartées, le
coccyx à faux, le tronc suivant sa forme,
de manière à ne pas gêner la respiration.
Je ne lui laisse que sa chemise et un mou-
choir de cou ou fichu.

Je me pourvois de vinaigre, de quelques
eaux spiritueuses, de l'appareil nécessaire
pendant et après l'opération, ensuite j'examine le ventre de la femme, dans quelle
partie est situé l'enfant, ou s'il est dans la
matrice, ou hors de ce viscère. Dans le
premier cas, je m'assure, par le tact, de sa
position et de celle du placenta. Ici j'ose
avancer qu'il est très - facile à une main
expérimentée de découvrir l'une et l'autre.

Cette connaissance prise, je place le premier de mes deux aides entre les deux jambes de la malade, qu'il fixe sur les chaises en appliquant ses deux mains sur chacune des malléoles; je place le second du côté du ventre de la femme, opposé au siége de l'enfant, après m'être assuré du lieu qu'occupe ce dernier. L'hydropisie ou l'embonpoint peuvent, sur cet objet, embarrasser le jugement.

Si les eaux ne sont pas écoulées, le premier aide quitte pour un instant sa position, pour me permettre de percer, avec le doigt, les membranes par le vagin; si elles sont trop hautes, je me sers d'une spatule; cette précaution est absolument nécessaire, afin d'éviter l'inondation du ventre, lors de l'opération; mais le plus souvent, dans ces cas, la nature ou l'art ont déja opéré la rupture de la poche. Il n'est pas besoin de dire que de semblables précautions sont inutiles sur la femme morte.

Les choses étant convenablement disposées, et la situation de l'enfant et celle du placenta m'étant bien connues, je commence l'opération. Pour cela, je fais re-

pousser de mon côté le ventre de la femme
pa   mon second aide , au moyen de ses
deux mains déployées et rapprochées l'une
de l'autre. De quelque manière que soient
situés le siége et le dos de l'enfant , j'incise
sur eux avec un bistouri droit et bien tranchant , dont la lame doit avoir au moins
trois pouces de longueur. Je commence
l'incision de la peau et des muscles , après
avoir marqué , avec de l'encre , l'étendue
que je veux lui donner , à partir du bord
externe de l'un des muscles droits , du côté
indiqué par la position de l'enfant.

Je prolonge mon incision de haut en bas ,
et en ligne droite , depuis un pouce jusqu'à
deux et demi , évitant de couper , dans ce
trajet , le péritoine , puis je porte un doigt
entre ce dernier et les muscles , pour com-
pléter la division des parties qui auraient pu
échapper au bistouri. Je fais sur-le-champ
relever la grande lèvre de la plaie par mon
aide , en tirant à lui de l'une de ses mains
qui soutenait le ventre ; je fais alors la section du péritoine à travers la grande plaie
et suivant la même direction , mais dans
une étendue beaucoup moindre , du côté

de

de l'angle supérieur , que l'incision primi-
tive des tégumens et des muscles , je la
termine dans la partie la plus reculée de
l'angle inférieur ; mon aide passe , sous
cette membrane , le doigt indicateur et du
milieu de sa main droite , jusqu'aux premières phalanges , pour former un crochet
à deux branches jointes ensemble ; je lui
recommande en même tems de soulever les
parties en tirant à lui , sans déplacer sa
main gauche ; je pratique ensuite sur la
lèvre externe de la plaie , un peu au-dessous
de sa partie moyenne , une incision perpen-
diculaire à la première , de l'étendue d'un
pouce au moins ou de deux au plus.

J'éponge la plaie. On apperçoit , et on
peut sentir par le toucher , la partie latérale de la matrice , qui se montre vis-à-vis
l'ouverture , et représente une portion de
sphère : sa couleur est , pour l'ordinaire ,
d'un rouge brun-foncé , si la femme est
bien portante d'ailleurs ; mais s'il y a hydropisie ou maladie chronique, la matrice
est pâle. Je l'ai vue jaunâtre dans une femme
enceinte de huit mois et atteinte d'un ictère

noir : une couleur analogue à cette maladie se remarquait sur la peau de l'enfant.

La matrice étant à découvert, je l'examine bien attentivement, je m'assure de l'endroit qui présente un peu de vide sous le doigt, au-dessus, au-dessous ou à côté du siége de l'enfant, dont j'ai pris connaissance par le tact ; là je boutonne la matrice en dédolant, avec le bistouri droit, suivant une étendue suffisante pour l'introduction du doigt indicateur de ma main gauche.

Je décolle et repousse les membranes, des environs de la plaie de la matrice, puis je prends un bistouri courbe et boutonné, de la même longueur que le droit, j'en appuie le dos le long de la face interne de mon indicateur gauche, qui est dans la plaie de la matrice, et j'incise de haut en bas ce viscère jusqu'au-delà de l'angle inférieur de la plaie des tégumens. Si l'ouverture n'était pas suffisante pour porter la main dans la matrice, je donnerais à l'incision plus d'étendue de bas en haut, en reportant le bistouri dans l'angle supérieur, pour obtenir le passage de la main et la sortie de l'enfant

Mais pendant cette opération, on peut être gêné par l'issue des intestins, de l'épiploon. Si cela arrive, chose fort incertaine, je me sers d'une des mains de mon aide pour contenir les viscères, en appuyant sur eux avec un peu de force.

L'ouverture des parties étant bien faite, de même que l'incision demi-cruciale destinée à servir de gouttière, je vais à la recherche de l'un des pieds. Je dois le trouver sur-le-champ, quelle que soit sa position dans la matrice, si le jugement porté auparavant se trouve exact. La main du chirurgien, du moment qu'elle a touché l'enfant, arrive bientôt à l'un des pieds, sans s'y méprendre.

Le pied hors du ventre, je passe rudement le doigt, en pressant, sur toute la longueur des deux lèvres de la matrice, en pinçant les gros vaisseaux, pour modérer l'hémorragie. Il s'ensuit un gonflement qui, en donnant une plus grande surface aux lèvres de la plaie, prête beaucoup à leur réunion.

La jambe de l'enfant sortie jusqu'au genou, que je tiens avec un linge sec, je tire à

moi la cuisse. Lorsque j'apperçois le siége,
je porte la main sur la partie supérieure
de l'autre cuisse, j'incline le genou sur le
ventre, je ramène le pied dans la plaie,
et je l'extrais par ce moyen. La jambe
dédoublée, en tirant doucement à moi,
je la rapproche de celle du côté opposé,
puis, par de petits mouvemens de droite
et de gauche, de haut et de bas, dirigés à
propos suivant le besoin, je fais passer le
siége et le corps de l'enfant jusqu'aux épaules. Je dégage les bras l'un après l'autre,
en les ramenant sur la poitrine et puis sur
le ventre. Il est très-facile, par ce moyen,
de sortir le moignon de l'épaule.

Si la tête, à raison de son volume, ne
peut suivre le corps, je fais soutenir celui-
ci, tandis que j'abaisse la mâchoire inférieure sur le cou. Je me suis vu obligé de
la renverser de manière que la face de l'enfant répondait à l'un des angles de la plaie,
et que les pariétaux se frottaient contre les
grands bords.

Lorsqu'une fois l'enfant est parvenu tout
entier hors de la matrice, je coupe le cordon ombilical, dont je remets à mon aide

le bout tenant au placenta. Je laisse couler
le sang que les artères peuvent fournir ;
j'examine où est situé le délivre dans l'intérieur de la matrice , j'emporte avec des
ciseaux toutes les portions des membranes
que je puis amener dans la plaie , et qui ,
sans cela , pourraient former des poches
dans l'intérieur , au moyen du sang qui
en découle.

Cet ordre de la nature si admirable et si
utile , dans les cas ordinaires , pour favoriser la délivrance des femmes , pourrait
devenir non-seulement nuisible , mais encore meurtrier. Je porte ensuite le doigt du
côté de l'orifice de la matrice , afin de passer
par le vagin le cordon du placenta , au
moyen d'un cylindre creux de gomme élastique , de la grosseur du petit doigt et d'un
pied de long , ayant à l'une de ses extrémités un ruban engagé dans les deux yeux
parallèles qui s'y trouvent pratiqués pour
nouer le cordon sans perdre de tems. J'in-
troduis sur-le-champ le cylindre à travers
les plaies du ventre et de la matrice jusques dans le vagin , où il est reçu par
mon premier aide , à qui je recommande

de le tirer doucement à lui , pour faire sortir le cordon hors de la vulve.

Je ne délivre point par la plaie : le placenta fût-il détaché tout-à-fait , ou entamé par l'incision de la matrice , je laisserais le tout dans son intérieur.

Si les intestins ne peuvent être maintenus dans leur plaie par le bandage seul ; je fais un point de suture du côté de la partie supérieure de la plaie , en y comprenant les tégumens , les muscles et le péritoine.

Le placenta est laissé dans la matrice , pour l'exciter à se contracter doucement sur lui , après l'opération ; car de la bonne contraction de ce viscère dépend , pour ainsi dire , la vie de la femme. D'après ce puissant motif , qui ne sait pas que , dans l'ordre des choses , la nature prend , sous nos yeux , la sage précaution de conserver ce parenchyme dans la matrice quelque tems après la sortie de l'enfant? précaution admirable , que peu d'hommes savent apprécier.

Alors je rapproche avec mes doigts les lèvres de la plaie , autant qu'il m'est possible , afin d'éviter qu'aucune partie ne se

trouve entre elles , ce qui empêcherait nécessairement leur rapprochement , car le
placenta pourrait venir s'y engager de dedans en dehors , et réciproquement les
parties extérieures. On sent bien , sans que je
le dise , les terribles désordres qui s'ensui-
vraient , si la réunion des lèvres de la plaie
de la matrice ne pouvait avoir lieu , à
cause d'un corps intermédiaire placé entre
elles.

Je pose ensuite l'appareil , qui ne diffère
en rien de celui généralement adopté parmi
nous. J'applique , de plus , sur la plaie de la
matrice quelques morceaux d'agaric de
chêne cardé et bien mollet , attaché à un fil
de Bretagne , de la charpie autant qu'il en
est besoin , quelques compresses , et une
serviette faisant le tour du corps et médiocrement serrée.

Dans cet instant de répit , je fais boire à
la malade de l'eau froide , même à la glace ,
n'importe la saison. Je me sers de la même
eau pour faire des lotions à grands flots sur
toutes les parties du corps , l'appareil ex-
cepté , pour exciter un violent frisson et relever les forces abattues. On obtient , par

ce moyen, des contractions passables de la matrice, lesquelles sont pourtant bien éloignées d'être franches. Il est, en effet, impossible qu'elles le soient, ni qu'elles puissent le devenir, l'ordre naturel étant rompu par la coupe des fibres charnues du corps de la matrice.

Cependant, dans cette circonstance secondaire, je veille très-attentivement à ce qui se passe du côté du ventre. La main appliquée sous la serviette, au devant de la région qu'occupe la matrice, m'avertit de délivrer. Lorsque je lui trouve du ressort, je délivre par la vulve, au moyen du cordon. La délivrance opérée dans tout autre tems que celui que j'indique, serait un crime ; car alors la matrice étant dépourvue de force contractile, tomberait nécessairement dans l'inertie.

Après l'extraction du placenta, je resserre le bandage, devenu trop lâche par le vide qu'occasionne l'absence de ce parenchyme. Je mets plusieurs compresses du côté opposé à la grande plaie, afin que celles de la grande plaie lui correspondent par une pression méthodique.

Dès

Dès que la femme est opérée et délivrée , si je trouve la matrice contractée sur elle-même , je la fais coucher dans son lit ; ceci est ordinairement une consolation pour les accouchées. Mais s'il en était autrement , je la laisserais dans sa seconde position sur le lit de misère , pendant cinq ou six heures , le corps horisontalement situé, les cuisses et les jambes rapprochées.

Une chose qui mérite une attention sérieuse , avant d'opérer , et qui rentre dans les détails , est la longueur du lit. L'enfant étant hors du ventre , et le cordon ombilical passé dans le vagin , je fais relever la femme. Il arriverait que si le lit n'avait pas une longueur suffisante , la tête ou les pieds seraient pendans , et que , malgré l'addition de linge ou de coussins , la malade ne serait pas du tout à son aise.

C

CHAPITRE II.

*De l'opération Césarienne avant la dila-
tation de l'orifice de la matrice.*

CELLE-CI paraît grave aux yeux des praticiens, parce que l'homme modeste, quelques profondes que soient ses connaissances
en accouchemens, est autorisé à hésiter,
d'après les accidens qui peuvent surprendre
et mettre en défaut sa prudence et son
génie. Il faut convenir, en effet, qu'il est
bien difficile, de prime abord, de se déterminer à opérer une femme dans un tems
plus ou moins éloigné de son terme, et sur-
tout chez laquelle il n'y a ni apparence, ni
commencement de travail.

Ces circonstances malheureuses se sont
trop souvent montrées aux accoucheurs;
les accidens sont tels, dans ce cas, qu'ils
résistent aux petits moyens. La vie de la
mère et de l'enfant sont évidemment com-
promises et jetent la famille dans la cons-
ternation. Que doit faire le chirurgien, si

tout autre moyen de conservation est re-
fusé? l'opération césarienne , si elle est praticable.

Cependant, sans chercher à faire prévaloir
mon opinion aux dépens d'autrui , touchant cette importante opération , je me
contenterai d'exposer qu'une longue expérience et le concours de faits bien constatés ,
m'ont appris à observer plusieurs cas inat-
tendus , qui nécessitent la section césarienne , soit par un vice de conformation
dans les parties molles et dures , soit par
d'autres circonstances qui se jouent de la
prudence humaine.

Je diviserai ces causes fâcheuses en in-
ternes et en externes. Les premières se trouvent dans la mauvaise constitution de la
femme , comme la difformité complète des
os du bassin :

Les différentes tumeurs dures ou molles,
faisant pour ainsi dire bouchon , dans le cas
où ces tumeurs ne peuvent être comprimées,
refoulées , portées hors du vagin , liées , em-
portées , pour livrer passage à l'enfant par
les voies naturelles ;

La grossesse retardée , où l'enfant a acquis, dans le sein de sa mère, un volume monstrueux * ;

L'hydrocéphalie énormément grosse et dure ;

La double et triple grossesse ;

Les monstruosités, comme l'enfant à deux têtes, celui à deux corps ;

L'embonpoint excessif, annonçant la suffocation prochaine, à ne pas s'y méprendre.

L'enfant pourri, putrifié ;

Le cas d'une double matrice, où celle qui contient l'enfant ne peut se dilater ;

L'hydropisie du ventre, que les mouchetures, les vescicatoires, la ponction et les médicamens accessoires n'ont pu dissiper ;

Les polypes, les môles dures, les squirrhes de la matrice et du ventre, bouchant

---

* Le 3 nivose à trois heures du matin, le citoyen Boulay, mon confrère et mon ami, nous accouchâmes une bouchère rue des Tournelles, l'enfant pesait quinze livres cinq onces et demi. J'avoue que j'ai pesé plus de trois cents enfans ; le plus lourd, avant celui-ci, que j'ai vu, pesait treize livres une once. Cette femme nous a dit qu'elle avait passé son terme ordinaire de plus d'un mois.

la partie supérieure du bassin , et ôtant tout espoir d'accoucher par la vulve , même de force ;

Les hernies volumineuses et gangrènées ne pouvant se réduire chez la femme grosse, et ne laissant aucun espoir du côté de la vie ;

La gangrène sèche , produite par une cause interne , occupant la moitié du corps , le ventre ou la poitrine. La partielle , reconnue mortelle par ses suites ;

La perte interne , très-peu connue , qui se fait du placenta dans les membranes , ou entre celles-ci et la matrice , l'orifice ne s'ouvrant pas au passage du sang. Cette cruelle maladie est plus fréquente qu'on ne pense ; l'ouverture des cadavres de personnes mortes inopinément , l'a prouvé bien des fois. Cet accident est bien difficile à saisir , lorsqu'il arrive ; mais il n'est pas au-dessus des lumières d'un praticien expérimenté. S'il est méconnu , il tue infailliblement la femme qui s'en trouve atteinte. Si la matrice ne s'ouvre pas , la médecine et la chirurgie n'ont d'autre moyen à employer que l'opération césarienne ;

Les externes sont les plaies de la matrice ; grandes ou petites, les piqûres pénétrantes ;

Les contusions violentes sur le ventre, accompagnées d'accidens mortels ;

La brûlure générale et profonde, inté-ressant la tête, la poitrine et le ventre ;

Les fractures du crâne, avec un grand fracas d'os. La commotion complète du cer-veau, accompagnée de tous ses signes et ac-cidens ;

Les avant-coureurs du développement de la rage bien constatés, après la morsure ;

L'empoisonnement reconnu mortel par ses effets ;

Enfin la clôture complète de la matrice, sans apparence qu'elle puisse s'ouvrir pour faciliter la sortie de l'enfant, quelle que soit, d'ailleurs, la cause de ce défaut de dilatations. Je ne parle pas d'une foule d'é-vénemens qui peuvent se présenter dans la pratique.

On juge, sans doute, que tous ces cas malheureux doivent entraîner, de l'aveu de tout le monde, la plus urgente nécessité, après que les autres grands moyens ont été épuiss.

D'après le tableau que nous venons de faire, quelle est la femme, même la mieux constituée, qui peut se croire au-dessus des évènemens, et n'avoir rien à redouter des suites de son accouchement ? Oui, il faut le dire, ces sortes de rencontres ont besoin du jugement de la sagesse pour être appréciées à tems et avec certitude, et demandent une main expérimentée pour l'opération.

Mais, encore une fois, une telle résolution ne peut être prise qu'après avoir usé toutes les autres ressources de l'art et celle de la nature. Cependant, pour que l'opération ait une heureuse issue, si non pour la mère et l'enfant tout-à-la-fois, du moins pour l'un des deux, il faut bien se garder d'attendre trop tard : car on est bien convaincu que si le tems perdu est souvent irréparable en chirurgie, c'est sur-tout dans le cas dont il s'agit.

Enfin, lorsque l'opération est reconnue urgente, je prends, sur-le-champ, le parti de préparer l'appareil. Celui-ci terminé, je donne à la femme la situation la plus convenable, c'est-à-dire, au bord de son lit ou de celui de misère. Mon premier aide

est bien éloigné de remplir les mêmes fonctions que dans le chapitre précédent ; car
au lieu de fixer les malléoles sur deux
chaises , il tient seulement les cuisses rapprochées l'une de l'autre , au moyen d'une
serviette dont il croise les extrémités. Je
choisis le côté où je puis opérer , d'après
la position de l'enfant dans la matrice , à
moins qu'une maladie du ventre ne change
ma disposition.

Mon second aide est chargé de me fournir
à mesure , et suivant l'ordre convenu , les
instrumens et les pièces d'appareil. Je fais
l'incision comme dans le premier chapitre ,
sans rien changer au manuel opératoire.

Comme , dans ce cas , il n'y a pas de délivrance possible à espérer par le vagin ,
la matrice n'étant pas ouverte lors de l'opération , il s'en suit qu'il n'y a point de lochies à attendre par cette voie. Ici je me
trouve dans la terrible nécessité d'extraire
le placenta par la plaie , avec ménagement
et suivant les circonstances variées qui se
présentent. S'il est détaché , je me hâte de
l'ôter et d'éponger la plaie ; je porte ensuite
dans l'intérieur de la matrice , en guise de

séton

séton , une bande en deux ou trois doubles appliqués les uns sur les autres , de la longueur d'un pied sur un pouce de large , dont une partie déborde la plaie extérieure du ventre. Cette espèce de séton a pour but de favoriser l'écoulement du sang qui remplit promptement cette capacité. Je pose ensuite le reste de l'appareil , ayant soin de mettre plus de compresses du côté opposé à la plaie de la matrice , afin de la rapprocher de celle du ventre.

Mais si le placenta se trouve adhérent , en totalité ou en partie , son extraction de force pourrait avoir les plus grands dangers. Je le laisse dans la matrice pendant un tems plus ou moins long ; je laisse pendre à travers la plaie le cordon ombilical , afin qu'il remplace , jusqu'après la sortie du placenta , les compresses servant de séton.

Lorsque je suis obligé de laisser l'arrièrefaix dans la matrice , j'applique momentanément une suffisante quantité de charpie bien mollette , que je recouvre de compresses à demi-fendues ou fenêtrées à leur partie moyenne , pour y tenir le cordon ombilical suspendu à-peu-près dans le milieu de la plaie. Je fais assujettir le tout avec les mains et une pression médiocre.

Le cordon étant presque libre par la disposition des compresses, il m'est facile, au moyen de petits mouvemens diversement dirigés, de m'appercevoir du décollement du placenta, par les contractions de la matrice. Je l'engage dans la plaie, par de légères secousses, et je l'entraîne au dehors. Le séton n'ayant pu être placé avant la sortie du placenta, qui peut n'avoir lieu qu'au bout de trois ou cinq heures et même plus, je l'insinue de la même manière que ci-dessus lorsque la matrice est vide. Je termine le pansement, après quoi je donne à la malade une situation telle, qu'elle soit légèrement penchée du côté de la plaie.

Je n'ai plus à m'occuper que de l'état de la femme et des accidens consécutifs à l'opération. J'avertis que la matrice est très-douloureuse dans les premiers pansemens. Il est cependant indispensable de la tenir ouverte par le séton, jusqu'à la monte du lait.

Il est possible qu'à cette époque les vidanges s'écoulent par le vagin, après le relâchement de la matrice, d'où est résulté la dilatation de l'orifice interne. Cet incident ne peut qu'être heureux pour la femme. Je cesse, alors, de tenir écartées les lèvres de la plaie de la matrice, et je ne m'oppose plus à leur rapprochement.

Mais si l'orifice reste fermé, il est impossible d'abandonner à la seule nature la suppuration de l'intérieur de la matrice, sans lui procurer une libre issue au dehors. On ne pourra assurément pas se passer de ce moyen avant le septième ou le neuvième jour de l'opération, tems auquel la matrice devient presque introuvable, par la contraction de la totalité de son corps sur elle-même.

CHAPITRE III.

De la Grossesse hors du Ventre.

Jusqu'ici les opérations concernant cette grossesse me sont absolument inconnues; mais il n'est pas impossible qu'il s'en présente quelque exemple par la suite. Les phénomènes de cette anomalie m'étant étrangers , j'appuierai mon sentiment sur le déplacement connu de la matrice et des parties qui lui livrent passage.

Depuis long-tems il est démontré jusqu'à l'évidence , que la matrice peut passer toute entière hors du bassin qu'elle occupait , soit par les anneaux des muscles du bas-ventre , et plus difficilement par les arcades crurales , soit par les grandes plaies et les éventrations de dedans en dehors. Dans cet état de déplacement , la matrice doit former hernie simple , ou hernie compliquée si elle est suivie d'autres viscères.

Comme on ne peut nier ce déplacement , à la vérité fort rare , l'incrédulité se croirait autorisée à induire , de là , que la conception impossible , vu la position de l'organe et la courbure de ses vaisseaux. Mais la conception me paraît ici aussi possible et infiniment moins surprenante que celle que l'on a vue s'opérer après la clôture complète des grandes lèvres.

Ceci admis , le corps de la matrice se développera sur l'embrion hors du ventre , et n'y pourra plus rentrer après avoir acquis du volume ; à l'exemple de toutes les tumeurs herniaires qui, s'étant accrues par un long séjour au dehors, se trouvent tout-à-fait en disproportion avec l'ouverture qui leur a donné passage.

Cette espèce de grossesse, qu'accompagnent des signes certains, offre une tumeur qui peut être irrégulière, et présenter une base large ou étroite. Il sera alors à propos d'avertir la femme que sa grossesse sera très-pénible. Il faudra lui prescrire un régime convenable, lui faire garder le lit, et lui donner une position dans laquelle elle se trouve à l'aise : c'est le sentiment d'Hyppocrate, dans les cas graves qui appartiennent au domaine de la chirurgie. Cette longue précaution me paraît indispensable, encore ne peut-elle prévenir d'une manière infaillible, l'étranglement gangréneux des parties.

Le tems de l'opération, si la grossesse peut se soutenir, chose fort difficile, sera celui où les premières douleurs de l'enfantement se feront sentir. On s'en appercevra par les contractions de la matrice. En portant la main sur la partie qui fait tumeur, on sentira la dureté ordinaire de cet organe.

Il est rigoureusement nécessaire d'examiner avec attention la base de la tumeur, pour reconnaître si les intestins et l'épiploon ne s'y trouvent pas compris. Car si cela était, les précautions du bubonocèle, de la gastrotomie et de la section césarienne devraient être prises à la fois. Le chirurgien qui, négligeant un pareil examen, compterait sur une opération simple, pourrait s'appercevoir, mais trop tard, de sa triple complication.

Si le cas était simple, par exemple, je serais d'avis de faire relever fortement cette grosse tumeur par un aide intelligent, de visiter les tégumens du haut en bas, vers la partie la plus déclive, qui répondrait au vagin, d'inciser cette gaîne, sans toucher à la matrice, de porter la main par cette ouverture jusqu'à l'orifice, plus ou moins dilaté, de briser les membranes et d'extraire l'enfant suivant ma méthode. Il faudrait délivrer la femme par la plaie.

Le praticien expérimenté jugera après l'opération, si les lochies peuvent fluer par le vagin, en reportant la matrice dans le bassin, supposé que celui-ci puisse la recevoir. S'il y a impossibilité , il faudra leur ménager une issue à travers la plaie. Ce qui regarde le pansement est nécessairement subordonné à la simplicité ou à la complication des suites de la maladie.

CHAPITRE IV.

De la Gastrotomie.

HEUREUSEMENT pour l'humanité, cette espèce de grossesse est extrêmement rare. Plus commune , elle serait un horrible fléau pour les femmes qui se destinent à devenir mères. Le savoir le plus profond ne peut entrevoir cette opération bizarre de la génération , que dans une structure contre nature de la matrice, qui peut s'étendre , par continuité , jusqu'aux ouvertures des trompes de fallope, et de celles-ci dans le ventre. Il s'ensuit que le produit de la génération sera poussé dans l'abdomen , et pourra s'y accrocher , y rester et y végéter plus ou moins long-tems , comme l'expérience l'a montré plus d'une fois. Car elle nous apprend qu'un vice de conformation n'est jamais seul. Je ne crois pas, comme plusieurs se plaisent à l'avancer, que la nature se serve, en cela, de secrets inconnus aux hommes ; c'est, tout bonnement, la mauvaise conformation des organes qui donne lieu à ce cruel évènement. En effet, si le tems et l'expérience n'avaient mis plusieurs fois sous nos yeux l'exemple de cette rare conception, sur laquelle l'ouverture des cadavres a déchiré le voile de l'incertitude ; l'anatomie, la physiologie et la raison douteraient encore de son étonnante possibilité.

On voit que la conception s'opérant d'une façon si étrange et si peu conforme aux lois ordinaires de la nature, se cantonne nécessairement dans un endroit du ventre qu'il est impossible d'assigner d'une manière précise. Elle y contracte des adhérences plus ou moins fortes avec les parties voisines, où elle s'y fixe invariablement, au grand détriment de l'enfant et de la mère. Il faut beaucoup de tems et d'attention pour juger avec certitude de cette grossesse, non-seulement parce la matrice ne renferme rien, mais encore parce que l'enfant vit dans une profonde

profonde immobilité ; et lorsqu'on examine une telle grossesse parvenue au septième mois , à peine peut-on distinguer les faibles mouvemens de l'enfant , tant ils sont obscurs.

Il faut convenir qu'avant ce tems-là , tous les grands signes qui accompagnent la grossesse ordinaire , manquent pleinement ici. Les *règles* peuvent observer leurs époques avec plus ou moins d'irrégularité. On trouve , au reste , la matrice à la partie supérieure du vagin , indolante au toucher et n'ayant souffert aucun déplacement.

Cependant , s'il est permis de porter un prognostique sur cette conception , ce n'est que cinq ou six mois après , tems auquel les accidens commencent à se développer , tels que l'élévation du ventre , la douleur , les coliques sourdes , la maigreur ou la bouffissure du corps , l'enflure des jambes et des cuisses. Il s'ensuit que cette grossesse présente une maladie sans caractère , pour quiconque a peu de notions sur les maladies des femmes , dans les grossesses qui s'écartent des règles ordinaires. Personne n'ignore qu'avant de soupçonner cette

anomalie, on emploie beaucoup de médicamens dont on n'apperçoit l'abus que lorsque l'état de la femme est connu.

C'est précisément cette circonstance douloureuse qui jette le plus grand jour sur la
position de la femme, si un chirurgien
éclairé l'examine attentivement. Enfin, parvenu, à force de recherches, à asseoir son
jugement, il conclura qu'il faut attendre,
si cet état peut se soutenir sans danger,
jusqu'au terme ordinaire, quoique celui-ci
soit susceptible d'un grand retard, à moins
que des motifs impérieux ne détermine d'a-
vance la gastrotomie.

Il serait encore possible qu'en gagnant du
tems on vît arriver l'induration ou la suppuration. Les auteurs rapportent beaucoup
d'exemples heureux de ce dernier moyen
employé par la nature. L'induration établie,
la femme peut passer sa vie dans cet état
d'incommodité, avec peine à la vérité; mais
sans que cette grossesse malheureuse puisse
s'opposer à une conception postérieure dans
la matrice elle-même.

Les observations d'hommes dignes de foi
prouvent sans réplique les deux premières,

et ne disent rien de ce dernier phénomène.
Mais si, dans une telle grossesse, parvenue
au neuvième mois, la nature se déterminait,
par de vains efforts, à prendre un parti,
elle ne pourrait, au lieu de violentes douleurs, offrir aucunes ressources pour faciliter le travail, ni aucun moyen de le
diriger par les voies naturelles.

Si une pareille occurrence se présente,
la gastrotomie est le seul expédient que l'on
puisse mettre en usage pour sauver la femme,
après, toutefois, l'y avoir préparée avec les
jus d'herbes dépurans, les purgatifs doux
et les autres petits moyens accessoires.

Le lieu de l'opération ne peut être déterminé qu'après l'examen réfléchi de la grossesse et de la position de l'enfant. C'est cet
examen qui réglera la direction de l'incision, de manière cependant, qu'elle soit
faite sur l'une des parties latérales de l'abdomen, dans l'endroit qui formera le plus
de saillie, et suivant ma méthode. La section faite et l'enfant hors du ventre, déli-
vrera-t-on la femme sur-le-champ ? oui, si
le placenta est détaché des viscères, avec
lesquels il a contracté adhérence ; et non,

si cette adhérence subsiste encore , parce qu'il s'ensuivrait , dans ce dernier cas , une hémorrhagie terrible , puis un épanchement consécutif dans le ventre, avant de poser l'appareil. Dans ce dernier cas, il faudra étendre sur la peau du bas-ventre , le cordon ombilical , les membranes , les portions du placenta , et se conduire , en un mot , comme dans l'opération de la hernie épiploïque.

Par ce moyen on est en garde contre l'hémorragie. On se contente d'attendre le décollement du placenta , qui arrive au bout de quelques heures ; je ne crois pas qu'il puisse excéder la vingtième ; mais quand même cela arriverait , il n'y aurait rien à craindre. Car ceux qui donnent pour motif d'appréhension , la putréfaction de l'arrière-faix , s'abusent complètement ; elle agit sur ce parenchyme seul , et non sur les parties voisines. On voit , par-là , qu'il suffit d'avoir la précaution de la gouttière , de maintenir les lèvres de la plaie dans un écartement proportionné aux parties qui se présentent , de bien appliquer l'appareil , de donner à la malade une situation convenable , et de joindre à cela les médicamens appropriés à son état.

CHAPITRE V.

De la Trompotomie.

Les auteurs disent que la conception, restée dans l'une des trompes, après avoir traversé la matrice, peut y prendre accroissement, mais qu'elle ne peut y demeurer que quatre ou cinq mois au plus, sans donner lieu aux accidens les plus formidables. Ils prétendent que la trompe manque d'étendue pour supporter tout le développement nécessaire à l'enfant, et qu'elle peut se rompre ; d'où il suit que les accidens deviennent mortels pour la femme, lorsqu'après cette rupture l'enfant tombe dans le ventre. Bien certainement, il n'y a pas deux sentimens à cet égard.

Cependant, sans vouloir attaquer des assertions aussi authentiques et publiées par des hommes recommandables, je puis assurer avoir vu une trompe, bien éloignée de se rompre, laquelle surpassait, en volume, la plus grosse tête d'un adulte. Elle contenait un enfant mâle, privé de la vie, lequel

pesait sept onces trois gros , avec le placenta , le tout extrêmement maigre. Il y avait
dix mois que la personne , âgée de vingt
ans , gardait le lit , sans que l'on fût parvenu à soupçonner son état. Durant ce pé-
nible laps de tems , elle subit deux fois la
ponction dans cette tumeur , qui faisait
une énorme saillie du côté gauche. La paracenthèse ne remédia nullement à son état
douloureux , qui la conduisit enfin au tom-
beau.

Je ne veux pas nier la rupture de la
trompe , ni les désordres qui s'ensuivent ;
mais je dis que son extensibilité passe de
beaucoup les bornes qu'on s'est permis de
lui prescrire , et qu'elle peut se distendre au
point d'embrasser un enfant d'une médiocre
grosseur. Il n'est point de terme usité pour
cette espèce de grossesse , dans laquelle
l'enfant ne fait que végéter. On ne doit donc
pas être surpris si la nature se révolte à
chaque instant , mais en vain , pour se débarrasser d'un produit isolé qui l'opprime.

Les signes qui accompagnent cette grossesse , sont assez remarquables. On sent au
toucher , dans le lieu qu'occupe la trompe ,

une sorte de tumeur située profondément,
un peu alongée, commençant dans la partie
supérieure du bassin, se dirigeant du côté
des os des îles, et dont le sommet se porte
jusques dans la région lombaire, quelquefois même jusques sous les fausses côtes. La
femme se trouve gênée dans toutes les atti-
tudes : levée, couchée, debout, assise, elle
se plaint sans cesse d'un engourdissement
dans le côté malade. Le siége de la douleur
est dans la cuisse et dans la jambe. Elle se
couche du côté affecté, pour éviter les
vives souffrances, inséparables des tiraille-
mens. Un empâtement œdémateux se remarque encore sur le bassin, les cuisses, les
jambes et les pieds. Ajoutez à cela la couleur jaune de la peau, le défaut d'appétit,
les nausées, l'inquiétude morale, qui jette la
malade dans un état nerveux, lequel peut
devenir très-alarmant.

La matrice paraît conserver sa position
ordinaire : je l'ai même trouvée plus basse,
dans plusieurs de cette nature. Les règles
coulent, mais elles sont très-pâles et de peu
de durée. Elles sont accompagnées de douleurs de reins, qui s'étendent jusques dans
le bassin et aux environs de l'anus.

Enfin l'état de la femme bien constaté, je suis d'avis de la soutenir, autant qu'il sera possible, jusqu'au neuvième mois passé, tems auquel je ne balancerai pas à pratiquer l'opération, si j'étais averti par de fausses douleurs ou par la position insupportable de la malade.

Il en est qui avancent qu'une grossesse de cette espèce n'est pas inquiétante, et que la nature se suffisant à elle-même ici comme ailleurs, n'a pas besoin des ressources salutaires de la chirurgie. Ils comptent, sans doute, sur la suppuration, tant du ventre que des parties naturelles et du siége. Sublime philosophie! sentimens d'humanité et de bonne foi, dignes, en tout, de Barrère de Vieuzac * !

Les ressources palliatives étant épuisées, et l'opération une fois résolue, le chirurgien

---

* Ce représentant flagorneur osait dire à la vile canaille, qu'elle battait monnaie, quand elle livrait par cinquantaine, au bourreau, ses plus honnêtes citoyens. Laissez faire les vagabonds qui se donnent pour chirurgiens; ils surpasseront bientôt leur modèle.

fait

fait situer la femme au bord de son lit, de manière que la tumeur se trouve de son côté. Alors, muni des instrumens et de l'appareil nécessaire, il place ses aides et les assistans, de façon à prévenir tout désordre. L'incision doit être faite directement de haut en bas sur la partie la plus saillante de la tumeur, quelle que soit la position de celle-ci. Il est cependant possible que dans certains cas, au lieu de suivre une ligne droite, on soit obligé d'en suivre une courbe, par rapport à la maladie.

J'avertis qu'ici l'on peut ménager l'étendue de la trompotomie, en observant de ne pas lui donner, à beaucoup près, les dimensions de la césarienne ; car la trompe n'est qu'un kiste renfermant le fétus.

La peau, les muscles et le péritoine étant coupés, avec les précautions familières à l'homme de l'art, il ouvre la trompe, qui forme un véritable sac, pour y passer la main et en retirer l'enfant. Il délivre en même tems, si le placenta n'est pas adhérent dans son implantation : s'il en était autrement, il ne faudrait employer aucune violence pour l'extraire. On renverserait sur

F

la peau du ventre le cordon ombilical, les membranes et la portion de placenta qui se trouverait décollée ; on assujettirait aussi toutes ces parties, au moyen d'un bandage convenablement appliqué.

Comme on ne peut compter sur la contraction de la trompe, qu'après l'opération, la délivrance peut devenir fort longue dans cette circonstance. Il serait infiniment prudent de passer, au moyen d'une aiguille courbe, un double fil de Bretagne aux deux côtés de la partie moyenne de la trompe, à demi-pouce de profondeur, sans y comprendre d'autres parties. Cela fait, on range dessous l'appareil, les fils et les parties sorties. Moyennant cette précaution, on soulèvera légèrement la trompe pour opérer la délivrance, lorsqu'il en sera tems. On s'en trouvera bien pour les suites de la suppuration, et on évitera, en même tems, l'affaissement de ce canal, qui ne manquerait pas, s'il n'était retenu par les fils, de donner lieu à un épanchement dans le ventre, dont les résultats seraient à craindre.

Si tout se passe bien, on peut d'ailleurs, lorsque toutes les craintes d'épanchement seront dissipées, ôter les fils à volonté, si on le juge à propos. Après une opération aussi considérable, on doit s'attendre à une longue suppuration, si la trompe tombe en fonte. On l'a vue durer plus d'un an, sur une femme chez laquelle ce tube était squirrheux, et qui guérît très-bien, en passant une canule dans l'ouverture, devenue fistuleuse par la longue suppuration. Mais si la femme est bien portante, et la trompe saine d'ailleurs, la cure se termine, comme celle des plaies simples, en trente ou quarante jours.

CHAPITRE VI.

De l'Ovariotomie.

Beaucoup d'anatomistes ont regardé et regardent encore l'ovaire comme un vrai testicule, chez la femme, et lui en attribuent toutes les fonctions génératives. On est surpris de voir tant d'écrits sur cette matière, sans qu'elle ait été éclaircie. Si de tous les systêmes, bâtis à ce sujet, un seul était du moins appuyé sur la marche bien raisonnée des vérités physiques, on n'aurait rien à dire. Mais il est impossible de se refuser à l'expérience tant de fois offerte aux praticiens observateurs, qui ont recueilli avec zèle tous les faits rares, à mesure qu'ils se sont montrés.

Comment peut-on dire que les ovaires sont les principaux organes de la génération chez la femme, lorsqu'ils reçoivent eux-mêmes la conception, la conservent, lui donnent attache dans leur intérieur, et la nourrisent, bien mal à la vérité? D'après cela, on ne saurait avancer quelque chose de plus opposé aux vœux de la nature. Voit-on les testicules, chez les hommes, garder la semence dans leur intérieur, après les secousses émissaires? deviennent-ils hydropiques, cette maladie commençant dans leur intérieur? non, sans doute. Eh bien, les ovaires reçoivent la conception, reçoivent des amas liquides, des suppurations de toute espèce, dont je ne parlerai pas, attendu que ces maladies ne sont pas de mon sujet. Et certes, les testicules de l'homme sont bien loin de jouer un rôle semblable.

Il paraît donc que l'ovaire, chez la femme, n'est point du tout un testicule, et n'en fait

nullement les fonctions ; d'où l'on peut con-
clure qu'il est seulement un instrument ac-
cessoire à la génération. Il est même très-
difficile de donner des preuves physiques de
sa véritable utilité. C'est pourquoi il est infiniment raisonnable de penser, avec M. Saba-
tier, que la conception ne peut avoir lieu dans
l'ovaire, que par erreur de parties, et de
rejeter toute idée de fonction générative de
la part de cet organe. En effet, toutes les
parties de la femme étant creuses, elles
peuvent, par là même, recevoir la conception, lorsque la matrice la refuse, ou la
laisse échapper par quelques trous difformes
ou inconnus, qui communiquent dans les
trompes et dans les ovaires, et donnent lieu
au phénomène dont je parle.

Cette grossesse malheureuse ayant lieu
chez une femme, soit à son premier enfant,
soit dans ses conceptions consécutives, il
est impossible, même pour l'homme le plus
éclairé, de la juger telle dans les quatre
premiers mois, par la raison que l'on rap-
porte les phénomènes de la grossesse de
l'ovaire à la grossesse utérine. Ce n'est
donc qu'après les premiers ravages, qui

surprennent parce qu'ils ne donnent pas
les résultats ordinaires , que l'on observe
à l'élévation du ventre , que l'on voit naître
successivement des accidens qui n'appartiennent pas à la bonne grossesse , que l'on
prend de l'inquiétude , que l'on examine
sérieusement , et que l'on fait des recherches
réfléchies sur l'état de la malade.

Je puis dire que cette espèce de grossesse,
a par ses signes , beaucoup de ressemblance
avec celle de la trompe. J'ai vu , tant dans
le cas obscur dont il est question , que dans
les plus simples , bien des bévues de la part
de gens à ton impertinent ; méprises gros-
sières qui dévoilaient un accouchement inat-
tendu ou la mort. Cette grossesse m'a paru
constamment avoir un haut degré d'affinité
avec les deux dont j'ai parlé en dernier lieu ;
car si on examine la matrice, on la trouve
dans sa position ordinaire. Ce que j'ai re-
marqué de plus dans celle-ci , c'est que cet
organe éprouve de la douleur , lorsqu'il est
ébranlé par le doigt. Il est probable que le
mouvement se communique à l'ovaire qui
renferme la conception. La tumeur m'a
semblé plus saillante et plus arrondie. En

la palpant, on sent un ballotement derrière les muscles abdominaux, au devant
de la crête de l'os des îles.

Une fois que la grossesse est confirmée,
il se développe bientôt des accidens nom-
breux, tels que la perte de l'appétit, la maigreur, l'œdémacie du côté malade, laquelle
se prolonge depuis l'os des îles jusqu'au
pied; le sommeil se perd; s'il y en a, il
est mauvais, troublé par des songes; des
coliques sourdes, des douleurs aux jambes,
aux reins, qui s'étendent jusqu'à la région
de la vessie. Le visage éprouve un grand
changement. On a encore vu l'ame extrêmement abattue, et ses fonctions ordinairement altérées.

La cachexie, qui survient dans les derniers tems, donne lieu à une maladie chronique, que l'on traite souvent comme telle,
sans d'autre examen. Personne ne doute de
la possibilité d'une crevasse de l'ovaire, ou
spontanée, ou déterminée par la douleur:
alors l'enfant et le placenta tombent dans
le ventre, ensemble ou successivement. Cette
chûte, difficile à juger, ne manque pas
d'amener d'horribles convulsions, suivies

de syncopes , de défaillances , de sueurs
froides , et de la mort. Ceux-là se trompent
lourdement , qui comptent sur la suppuration et sur l'induration , par leurs remèdes
et autres manies , jusqu'à présumer qu'une
conception de *luterus* ne serait pas impossible , et qu'elle serait un évènement heureux pour la femme. Leurs espérances doivent être déçues , la nature manquant d'é-
nergie dans ces sortes de rencontres.

Le tout bien considéré , l'existence bien
reconnue de la grossesse de l'ovaire, prescrit
au chirurgien de proposer l'ovérotomie ,
dans le tems où elle est encore praticable ,
c'est-à-dire, avant l'épuisement de la femme.
Il me semble , d'avance , entendre les cris
de ce ramas immonde d'ignorans , qui se
décorent effrontément du titre de chirurgiens. Inhabiles à juger , moins encore qu'à
agir , ils ne manqueront pas de donner , à
cette proposition , un noble essor à leur
gosier vociférateur. Laissons ces hommes
grossiers ; le mépris dont ils sont couverts
dispense de publier leur ineptie et leur mauvaise foi.

Mais il en est d'autres plus redoutables :
ce

ce sont ceux qui s'enveloppant du manteau de la modestie, pour se conserver l'amitié de chacun, donnent la main à ceux de la première bande, le soir seulement, de peur de se compromettre. Rien ne serait plus louable assurément, si la chirurgie pouvait ne pas y perdre. Ces derniers, grands apologistes des choses futures, ne manqueront pas de m'objecter que des tumeurs inégales et vacillantes, accompagnées de tous les signes d'une grossesse déplacée, pourraient en imposer à l'homme le plus instruit. Ils croyaient, diront-ils, faire une opération pour extraire un enfant, ils ne trouvent qu'une tumeur adhérente. Mais que ceux qui me liront pensent bien que je n'écris point pour ces sortes de cas, pas plus que pour les maladies de l'ovaire. Je demande donc la pleine certitude de cette grossesse, pour procéder méthodiquement à l'opération, de la manière suivante :

Il faut premièrement situer convenablement la femme, et distribuer les personnes qui doivent aider. Toutes les dispositions préalables étant faites, on ouvre la tumeur dans sa partie moyenne-inférieure, la plus

G

saillante , avec autant de précaution qu'on
en emploierait à l'égard du sac de la hernie
la plus compliquée ; car il pourrait se faire
que l'instrument atteignît et blessât quelqu'un des viscères du bas-ventre , s'il se
trouvait placé derrière la tumeur ; c'est
pourquoi il est indispensable de soulever le
péritoine et le sac , au moyen de la pince
à disséquer , afin de pouvoir ouvrir en dé-
dalant. J'observe ici qu'il est impossible de
prescrire à l'incision une juste étendue ; le
génie seul de l'opérateur peut la déterminer d'après le volume des parties. D'a-
bord une ouverture à passer le doigt , est
suffisante, parce qu'on peut ensuite, à l'aide
du bistouri courbe et boutonné, l'aggrandir
en haut et en bas , autant qu'il en est besoin.
Le sac ouvert , on en retire l'enfant , et
même le placenta , si celui-ci n'adhère pas
à l'intérieur de l'ovaire ; mais dans le cas
opposé , il faudrait étendre sur la peau du
ventre la portion d'arrière-faix qui aurait
pu passer par la plaie , fixer le sac par des
fils , comme je l'ai indiqué ailleurs, et maintenir le tout avec l'appareil convenable.

CHAPITRE VII.

De la Symphyse.

IL y a environ quinze ou seize ans que l'opération de la symphyse fut faite pour la première fois, par feu Sigaud de Lafond, médecin de la Faculté de Paris. Cette nouveauté fit beaucoup de bruit dans le tems. On crut, au premier abord, que cette opération, au moins aussi dangereuse que la césarienne, pouvait remplacer cette dernière, dans tous les cas où il est physiquement démontré que l'enfant ne peut venir par les voies accoutumées. Cette opinion, dis-je, tenait plus à l'enthousiasme qu'au raisonnement, comme le tems l'a prouvé. Il est vraisemblable que les motifs qui engagèrent M. Sigaud de Lafond à pratiquer cette opération, avaient pris leur source dans son amour pour le bien, et, en second lieu, dans les nombreuses observations faites depuis long-tems sur l'écartement des deux branches des os pubis, à l'endroit de leur jonction cartilagineuse au devant de la vessie ; phénomène souvent remarquable chez les femmes grosses, depuis le septième mois jusqu'au neuvième.

Je le répète, une très-grande partie des praticiens crurent qu'elle pouvait suppléer à la section césarienne. Elle eut la vogue, sans autre examen que celui que permettait le charme du moment, et sans entrer dans des détails plus étendus, qui devenaient nécessaires pour assigner sa véritable application, infiniment rare. Peut-on dire, par exemple, que cette opération est praticable dans les positions suivantes contre nature, lesquelles sont presque constantes chez les femmes contrefaites ;

1°. L'enfant peut avancer les oreilles, les tempes, le front, la nuque, la bouche, le menton, les parties antérieures, latérales et les diagonales que le cou peut présenter.

2°. Le sternum, la partie supérieure du dos, les épaules, les omoplates, les côtes, le ventre, les coudes, les bras et avant-bras, les mains.

3°. Les vertèbres lombaires, les régions de ce nom, l'une ou l'autre tête du fémur, les os des îles.

4°. Cas compliqués : la grossesse double , triple , la grossesse retardée , la grosseur énorme de l'enfant, la dureté de la tête , qui ne peut fléchir ni s'alonger ; l'hydrocéphalie , l'hydropisie générale de l'enfant.

5°. Cas graves : l'enfant à deux têtes , celui à deux corps , les convulsions de la femme , la suffocation , la syncope , la défaillance , la crevasse de la matrice , la perte , qui ne peut céder qu'à l'accouchement.

Je demande à l'homme modeste , si , dans l'un des cas prédits , il se permettrait de faire la symphyse , et si cette opération ne serait pas tout-à-fait contraire aux lois de la nature , de la raison et de la chirurgie.

Maintenant examinons la tête de l'enfant, en bonne position , dans un bassin vicié , dont le plus grand diamètre ne présente que deux pouces et demi d'étendue , et reconnu comme tel à une ou deux lignes près , avec des douleurs déterminantes plus ou moins vives , les membranes des eaux percées , ou en état de l'être. Nous trouvons par le toucher , l'orifice de la matrice mou , relâché , épais ou mince , et quelquefois dur.

Le travail ne peut se continuer, à cause de la difformité du bassin, et la tête ne peut plonger.

Fera-t-on la symphyse, dans un cas semblable ? doit-on se permettre d'espérer que par la coupe du cartilage du pubis, la tête plonge dans le bassin, et qu'elle puisse s'alonger en se rapprochant de la vulve ? La chose est extrêmement douteuse, et ce n'est pas mon sentiment ; car je soupçonne que la matrice n'ayant pas dépassé la tête de l'enfant, l'accouchement pourra traîner en longueur, sans qu'il soit possible d'en accélérer le travail après l'opération, si elle a été faite inconsidérément. Il sera, alors, impossible de panser la plaie. Quelle fâcheuse circonstance pour la femme, pour les assistans et pour l'accoucheur !

Peut-on, après cette opération, faire l'accouchement par les pieds, en portant la main dans la matrice, si toutefois son orifice en permet l'entrée à côté de la tête, ou des autres parties que l'enfant présente ? je proteste que cette manœuvre est très-pénible et très-difficile, pour ne pas dire impossible, parce qu'après la coupe de car-

tilage , les branches des os pubis forment
par leur léger écartement , sur l'avant-bras
qui va à la recherche de l'un des pieds , une
sorte de fourche tellement gênante, qu'avec
les plus grands efforts , il est impossible de
faire les mouvemens nécessaires pour arriver jusques dans la matrice , et pour refouler
la partie qui s'oppose au passage de la main.

Quand même on parviendrait , avec beaucoup de peine , au but proposé , on n'en
serait pas, pour cela, assuré d'amener l'enfant vivant , vu la compression qu'il éprou-
verait par l'étroitesse du passage. Dans cette
circonstance , la question capitale est de
savoir si l'opération servira ou ne servira
pas à faciliter la sortie de l'enfant. La ré-
ponse doit être nécessairement fort équi-
voque , et dans ce cas , un tel moyen n'est
point admissible en chirurgie ; car cette
science sublime ne souffre aucune incertitude.

Le téméraire qui sans avoir rien appris,
pratiquerait la symphyse , dans la simple
intention de faire passer l'enfant par le bassin
et d'accoucher la femme , se tromperait
lourdement , et foulerait aux pieds les prin-

cipes de l'art ; car il se verrait ensuite presqu'infailliblement obligé d'avoir, sur-le-
champ, encore recours à l'opération césarienne. Quel écueil !

Chacun peut, d'après cela, se figurer que
la vie de la femme est dans un péril évident.
Cependant le savoir médiocre nous dit qu'il
n'y a point de crime à se conduire ainsi,
la femme étant sans espérance, par rapport à sa mauvaise conformation. Est-il
permis à la raison humaine d'asseoir si mal
ses jugemens ? quoi ! l'on ne devait faire
qu'une opération majeure, et l'on se trouve
dans la dure nécessité d'en faire deux de
suite, la première n'atteignant pas le but
desiré !

Nous convenons tous qu'une femme peut
subir une grande opération, et en soutenir
les suites graves ; mais il est ridicule de
supposer qu'elle peut en supporter deux
également périlleuses. De plus, le tems
qu'on emploierait à faire la première pour
passer à la seconde, après la méprise, en-
traînerait une longueur qui serait nécessairement funeste à la mère et à l'enfant,
d'après

d'après le sentiment des grands praticiens.
C'est aussi le nôtre.

Nous dirons donc que le seul cas où l'opération de la symphyse peut tenir son rang
parmi les chirurgicales , est celui où la tête
de l'enfant commençant à s'engager dans
le bassin , sous l'arcade pubienne , ne peut
avancer pour arriver plus bas , à cause de
la mauvaise conformation du détroit inférieur. J'ajoute qu'avec cette condition essentielle , il faut encore que la matrice soit
suffisamment dilatée ; qu'elle soit mince et
souple , avec des contractions bien suivies ;
qu'elle ait laissé passer complètement la tête
de l'enfant , ou qu'elle soit très-aisée à refouler sur le cou ; s'il en était autrement ,
à cause de son épaisseur ou de sa dureté ,
et qu'enfin elle ne pût dépasser la tête , en
employant des efforts pour y parvenir , ce
serait mal à propos que l'opération aurait
été jugée indispensable.

Si les os ischions sont très-rapprochés
l'un de l'autre , l'obstacle ne serait point
levé par la division du cartilage intermédiaire des deux branches du pubis. Leur
écartement ne peut guère donner plus de

neuf lignes , qu'avec des efforts qui pourraient faire craindre la désunion des symphyses. *Sacro-iliaques.*

On voit donc que les avantages de cette
opération sont très-limités , et qu'elle ne
peut remplacer la césarienne , comme on l'a
avancé aveuglément et avec impudence. Il
faudrait encore , après l'incision , la tête ne
pouvant sortir , employer la main , le forceps et les accessoires , pour terminer l'accouchement. Je ne parlerai pas de ses suites,
qui sont longues et douloureuses , et qui
peuvent entraîner beaucoup de désordres et
la mutilation des parties. La perte du cli-
toris n'empêche pas la femme de vivre. La
chirurgie fournit des moyens pour subvenir
aux suites de l'opération.

J'avertis encore l'homme prudent , de se
souvenir que le pubis peut , par suite de ra-
kitis , se trouver soudé , au point que les
deux branches ne forment qu'un seul os
très-dur , qui se refuse aux derniers efforts
de l'instrument.

On me dira , peut-être , qu'il est facile
d'examiner , avant d'opérer , si le cartilage
est ramolli ou gonflé par la matière addi-

tionnelle qui se porte, pendant la grossesse,
sur ceux du bassin. Il est permis d'y répondre d'une manière péremptoire. Comment, en effet, faire cette distinction précise dans un embonpoint considérable,
dans l'hydropisie ou autre gonflement du
pubis.

En un mot, les plus célèbres chirurgiens
s'accordent à borner cette opération au seul
cas où elle peut favoriser l'accouchement ;
cas qui sera toujours infiniment rare pour
le praticien instruit.

CHAPITRE VIII.

De l'Incision de la Matrice, ou de la Césarienne au petit appareil.

CETTE opération, qui a été tant de fois
pratiquée, se réduit à une incision que l'on
fait, avec des ciseaux boutonnés, dans un
des points du col de la matrice, plus ordinairement sur les parties latérales, qu'en
haut ou en bas ; il est impossible d'établir
des préceptes invariables pour l'étendue à

donner à cette incision, que l'on fait au col
de la matrice, lorsque, par sa grande dureté, elle paraît s'opposer à la sortie de
l'enfant. Ceux qui se sont vanté avec em-
phase d'avoir enrichi la chirurgie en introduisant la pratique de cette incision, étaient
des impatiens, ou, pour mieux dire, des
téméraires peu versés dans l'art des accouchemens.

J'ai eu, dans le cours de ma vie, occasion de rencontrer un très-grand nombre
d'orifices durs et épais, qui, cependant,
avec le tems et ce que l'art peut suggérer
d'utile, devenaient ensuite minces et sou-
ples. Il est vrai que j'ai vu plus d'une fois la
matrice employer plus de soixante heures à
se ramollir, à dater du commencement de
la plus petite dilatation ; mais elle s'ouvrait
après ce tems-là, l'accouchement devenait
simple, à la longueur près, et l'enfant venait
au monde, bien portant.

Je puis avancer avec vérité, que, depuis
vingt-deux ans j'ai empêché bon nombre de
bévues de cette nature, sans que jamais
mon prognostique se soit trouvé en défaut

dans un seul point, chez les femmes aux-
quelles ce long travail est survenu.

Aucune d'elles ne peut s'en dire exempte,
même après plusieurs couches heureuses.
Celles qui m'ont paru plus sujettes à cet
accident, sont les femmes qui ont des obs-
tructions au foie. La dureté de la matrice
m'a paru constamment en raison du degré
squirreux de cet organe. L'épaisseur peut
dépendre de deux causes, réunies ou séparées; l'une tient au propre corps de la
matrice, dont la solidité approche de celle
du cuir; l'autre est due à une espèce de
faux parenchyme, collé assez fortement à
la paroi interne de la matrice, et qui re-
tarde l'accouchement, parce que les contractions de *luterus* agissent sur le corps et
non sur l'enfant; mais il est facile de dé-
truire cette dernière cause; il suffit, pour
cela, de porter le doigt le plus haut possible, et de le promener un peu rudement
le long de la circonférence du col de la
matrice. Par ce moyen simple, on détache
une boue limoneuse, sanguinolente, en
assez grande quantité. Cela fait, les douleurs deviennent bonnes, les contractions

se portent entièrement sur l'enfant , et l'accouchement se termine.

Il n'en est pas de même de la dureté et de l'épaisseur du propre corps de la matrice , car les efforts contractiles du bas-fond et de la partie moyenne , qui se dirigent simultanément de haut en bas , se trouvent rompus par l'épaisseur et la dureté du col, lorsqu'ils arrivent à cet endroit ; de façon que le doigt , placé dans l'orifice , n'apperçoit que peu ou point du tont de contraction à son extrémité , quoique la femme éprouve des douleurs assez fortes.

C'est précisément cet état de la matrice qui a engagé les accoucheurs de mince aloi, à faire l'incision dans le cas dont je parle , incision que d'autres ont inconsidérément adoptée. Mon sentiment est qu'il faut s'abstenir de cette opération , lorsque le col de la matrice se trouve tel que je l'ai fait observer plus haut. Dans ce cas, la matrice peut présenter des obliquités plus ou moins grandes. Je l'ai vue , avec cette dureté , sortir par la vulve, d'un seul côté. De quelque manière que cet état se montre , lorsque la matrice s'ouvre , il faut la redresser , ou la refouler avec le doigt, jusqu'à ce qu'elle forme, autour de la tête de l'enfant, un cercle dont l'axe n'offre aucune espèce d'obliquité d'un côté à l'autre. Par cette manœuvre, le sommet répondra directement vis-à-vis le bassin. Cette position donnée, la femme accouche facilement et avec peu de secours.

Qu'on ne craigne pas, en redressant l'obliquité qui s'oppose à l'issue de l'enfant, de déchirer le col de la matrice. J'ose affirmer qu'il est impossible à l'homme le plus fort d'opérer ce déchirement avec le doigt. On a vu par fois quelques fibres du col se rompre, en les soulevant, ou en les sciant avec l'ongle. Il n'y a pas le moindre danger attaché à cette pratique ; au contraire, les douleurs, étant déterminantes, deviennent le plus souvent franches et expulsives, et remplissent le vœu de la femme et celui de l'accoucheur.

Je parle maintenant des circonstances, quoique très-rares, où cette opération ne peut être mise à l'écart. Il est possible que le bassin soit tellement vaste, et les ligamens si relâchés, que la matrice peut passer par le vagin, avant que sa dilatation soit commencée, comme cela est arrivé.

Lorsque cette chûte subite s'opère, la matrice forme entre les jambes, une grosse tumeur, quoiqu'il n'y en ait qu'une partie au dehors. L'effroi s'empare des assistans; la femme tombe dans un état alarmant, elle éprouve les secousses des vomissemens violens; la syncope, la défaillance, un tiraillement affreux vers les reins et les aînes, se succèdent.

Je n'ai pas besoin de dire que les accouchemens contre nature sont exempts de cet évènement. Celui-ci ne peut se terminer que par la tête et le siége. Une autre chose importante à considérer, c'est que la matrice, en passant par le bassin, a pu trouver devant elle une membrane contre nature, que celui qui manque d'expérience pourrait prendre pour la substance même de la matrice. Ce n'est que par l'examen de la tumeur et par le tact, qu'on peut se convaincre de l'existence de cette membrane; une fois qu'on l'a reconnue, on la coupe sur-le-champ, avec les précautions nécessaires.

Lorsque

Lorsque la matrice se présente à la vulve, elle est reconnaissable, à ne pas s'y méprendre ; sa surface est lisse et polie ; on voit l'orifice ouvert ou fermé ; s'il est ouvert, il faut, sur-le-champ, porter un ou plusieurs doigts dans l'anneau, à droite et à gauche, pour le dilater, afin que la tête ou le siége puissent le traverser ; si l'orifice est fermé, il faut, dans l'instant, examiner sa position et sa dureté, et fixer la matrice avec les mains, afin qu'elle ne se prolonge pas davantage entre les cuisses. Il faut, en même tems, employer tous les moyens possibles pour ouvrir l'orifice de la matrice, qui se trouve réuni ou collé par une espèce de gluten ; on parvient à ce but, en introduisant les doigts dans cet orifice, pour tâcher de le dilater ; mais s'il y avait impossibilité reconnue, il faudrait porter dans le bourlet que forme constamment l'orifice, l'extrémité d'une spatule terminée en élévatoire, et par des mouvemens ménagés à droite, à gauche, en haut et en bas, on parvient à écarter les fibres charnues qui fermaient cet orifice.

Si l'on ne pouvait obtenir la dilatation,

au moyen de tous ces procédés mis successivement en usage , il est facile de juger
qu'il n'y aurait que peu ou point d'effet à
attendre des bains ou des topiques émolliens.
D'ailleurs leur action serait trop lente pour
aider d'une manière efficace à l'accouchement.

Il faudra donc , dans le cas que je cite,
qui demande hautement le salut de la mère
et de l'enfant , couper , sans perte de tems ,
les fibres qui ferment l'orifice , et cela sans
toucher à l'orifice lui-même , dans la direction la plus aisée , ayant préalablement fixé
cette partie entre les mains d'un aide bien
intelligent.

Mais si , par évènement , ce procédé de
notre saine chirurgie se trouvait sans succès,
il faudrait faire au col de la matrice , avec le
bistouri , une incision que l'on prolonge-
rait jusqu'à la partie que présente l'enfant ,
sans toucher à celle-ci ; une étendue de
quatre lignes donnée à cette incision , m'a
réussi , en me permettant de passer une
branche des ciseaux boutonnés entre l'orifice et la tête. Je pratiquai une section cruciale d'un pouce de profondeur , dont les

angles étaient égaux. L'enfant sortit avec
facilité, et la femme guérit.

La dureté de la matrice, en pareille ren-
contre, est un écueil à redouter ; car les
petites incisions ne pourraient guère donner
l'écartement nécessaire. La matrice étant
dure, pourrait se rompre dans une direction
trop difficile à prévoir, et il en résulterait,
dans une des directions de l'incision, une
crevasse qui pourrait se prolonger fort haut
dans le ventre. Cette opération est une des
plus simples, lorsque le génie la dirige.
J'ai eu lieu, en mon particulier, d'en voir
plusieurs exemples qui ont donné de l'effroi
d'abord, mais qui ont été réduits à la plus
grande simplicité, en ouvrant ou une membrane, ou l'orifice de la matrice, ou son
col. Je n'ai pas vu la femme éprouver des
accidens à faire craindre pour sa vie.

Le génie peut donc seul dicter au praticien, la conduite qu'il doit tenir dans ces
sortes de cas, et lui fournir le moyen de
tirer parti des variétés infinies qu'il présente
chez les femmes. L'opération terminée,
on replace la matrice dans le ventre, et l'on
donne à la femme une bonne position.

CHAPITRE IX.

DES TROIS INCISIONS.

1°. *De l'Incision antérieure qui se pratique sur la ligne blanche.*

DEPUIS long-tems la plupart des célèbres praticiens ont généralement adopté cette méthode d'opérer, par la raison, sans doute, qu'elle est très-facile à faire, et qu'elle est, en même tems, moins à craindre relativement à l'hémorragie ; car, en effet, en incisant la ligne blanche dans son milieu, de haut en bas, et suivant une étendue suffisante pour donner issue à l'enfant, on ne coupe aucun des muscles du bas-ventre ; on divise seulement leurs connexions.

Rien n'est donc plus aisé que cette opération ; mais les suites n'y répondent pas, à beaucoup près ; car, après la division de la ligne blanche, les muscles droits se trouvent écartés l'un de l'autre, et, conséquemment, les fonctions importantes qu'ils exerçaient sur les viscères du bas-ventre, se trouvent nulles; leur force contractile étant brisée, ils ne peuvent agir sur la partie antérieure de la matrice; d'où l'on sait que la matrice ne peut opérer son rapprochement, qu'elle se contracte mal, qu'elle s'enflamme, et qu'elle peut tomber dans l'affaissement, étant privée de son ressort principal.

Si l'orifice se ferme, les vidanges sortent par la plaie; il s'en échappe une partie dans l'abdomen; les accidens deviennent terribles; on ne peut tirer aucun parti de la situation du corps, que la malade ne peut soutenir, vu la direction de la plaie. D'après ce que l'expérience a pu me suggérer, j'avertis qu'il est indispensable de prolonger, avec des ciseaux boutonnés, l'incision de la matrice jusqu'à son col, même jusqu'à son orifice, évitant soigneusement le cordon ombilical, les pieds et les mains de l'enfant. On peut étendre l'incision fort bas, quoique le tissu cellulaire de la vessie tienne à la matrice. Par ce moyen, on peut obtenir la sortie des lochies par la vulve. Sans cette condition essentielle, l'opération est bien douteuse pour la femme. Cependant,

en prolongeant ainsi l'incision de la matrice, avec la précaution de délivrer par le
vagin, on peut en tirer un bon parti.

2°. *De l'Incision Césarienne transversale.*

Celle-ci doit sa naissance à l'empirisme ;
mais feu M. Lauverjat, membre distingué
de l'Académie de Chirurgie, plein de zèle
pour l'avancement de cette branche de l'art
de guérir, l'adopta comme une bonne méthode, et lui donna la préférence sur toutes
les autres.

D'après l'examen que j'ai fait de cette
opération, elle ne m'a nullement paru remplir le but que son propagateur lui avait
assigné. Tous les praticiens conviendront
unanimement que la coupe transversale des
muscles, de la ligne blanche et du péritoine,
n'est pas une raison suffisante pour la pros-
crire ; car toutes ces parties sont susceptibles
d'être maintenues rapprochées, sans effort,
et de se consolider par la suite. J'ai cependant observé que cette coupe devenait extrêmement nuisible aux viscères du bas-
ventre. En effet, ils ne se trouvent plus
soutenus, dans un tems où l'action des par-

ties coupées serait si nécessaire. La matrice
est presque balottante dans le ventre, et
privée de l'appui des muscles, de manière
que sa plaie cesse d'être parallèle à celle
des tégumens. Malgré toutes les précautions
que l'on peut prendre, dans les pansemens
les mieux dirigés, l'épanchement est inévi-
table. On ne peut, non plus, délivrer la
femme par la vulve; la nature de la plaie
s'y oppose formellement.

On voit, d'après cela, qu'il est impossible de donner à la femme une situation favorable; que celle qu'elle observe par nécessité, favorise l'épanchement, au lieu de
le prévenir ou d'y remédier; qu'enfin la
toux, le vomissement, les convulsions, l'a-
gitation, dont elle n'est pas exempte après
l'opération, sont des accidens cruels, lorsqu'ils se joignent à l'état de la malade. D'a-
près ces courtes considérations, tirées des
faits et de l'expérience, on ne peut, sans
se refuser à l'évidence, admettre ce moyen
en chirurgie. Les accidens graves qu'elle
entraîne, sont, aux yeux des praticiens
éclairés, des motifs suffisans pour son ex-
clusion.

3°. *De l'Incision Césarienne latérale.*

C'est, sans doute, la première qui a été mise en pratique, pour secourir les femmes en travail, lorsque la difformité du bassin ne permettait pas l'accouchement par la vulve ; car il est reçu, chez tous les peuples, que lorsqu'une femme ne peut accoucher, on lui ouvre le côté, pour extraire son enfant.

Cette opération, j'ose le dire, m'a constamment paru la plus sage et la mieux raisonnée, pour le bien de la femme. Eh bien ! elle a trouvé un grand nombre de détracteurs parmi les jaseurs impudens et leurs vils suppôts, tous ennemis jaloux du savoir modeste. A les entendre, ils sont les premiers à crier *au feu* ; mais ils n'y porteraient pas une goutte d'eau, aimant mieux se charger du soin des meubles et de la vaisselle seulement, sans donner leur adresse, en motivant leurs raisons sur ce qui suit : 1°. sur la rétraction des muscles coupés transversalement ; 2°. sur l'incision du péritoine, et 3°. sur son écartement dans le ventre, laissant les

intestins

intestins à nud derrière les muscles ; 4°. sur ce que l'instrument peut rencontrer les ligamens larges , avant d'arriver à la matrice ; 5°. sur la sortie de l'épiploon et des intestins , ensemble ou séparément ; 6°. sur l'hémorragie devant résulter de la section des vaisseaux sanguins , tant des muscles que de la matrice ; 7°. enfin , sur le détail des suites de l'opération.

Ces braves gens sont clairvoyans , n'en doutons pas , mais une commission de recors leur conviendrait mieux que la profession de chirurgiens. Ce n'est pas une chose facile que de pouvoir , avec l'évidence en main et l'expérience pour preuve , changer le cours de l'erreur dans cette importante opération , que je regarde , ne leur en déplaise, comme la plus recommandable dans ces terribles rencontres , en la faisant suivant ma méthode. Car elle n'a point les inconvéniens attachés aux deux autres. La première , ou la sous-ombilicale , entraîne les désordres ordinaires des plaies dont les différentes humeurs ne peuvent s'échapper par l'ouverture , à cause de la situation et

K

du bandage qui s'y opposent. La transversale enlève à la femme la faculté de lever la
tête, de mouvoir le corps, par la coupe des
muscles en travers.

La section latérale, comme on voit, ne
prive point les muscles droits de leur action,
qui est si nécessaire à la matrice, en la pressant convenablement contre le bassin. L'appareil, au lieu de poser sur cet organe,
comme dans les deux précédentes, le sou-
tient latéralement, et ne s'oppose point à
l'issue de cette grande quantité de rosée que
fournit le péritoine. La suppuration sort
avec facilité par la plâie, en donnant à la
femme une position favorable, peu difficile
à tenir.

Je conclus donc que tout ce qui a été
avancé par l'envie, la méchanceté et l'ignorance, pour affaiblir ou pour nier les avantages de ce procédé, est évidemment erroné.
S'il fallait des faits pour venir à l'appui de
cette décision, n'avons-nous pas vu nombre
de fois, dans cette région, d'énormes plaies
pénétrantes, donnant passage à un volume considérable de parties, guérir sans

donner lieu aux accidens qu'on nous fait craindre ?

Je ferai remarquer ici, en passant, que les hommes incapables de faire les grandes opérations de chirurgie, prennent le parti de les décrier continuellement. Ces hardis ignorans se prévalent des cicatrices qui restent aux opérées. Eh ! le gros bon-sens ne prévoit-il pas, sans les craindre, ces inévitables résultats ? une simple saignée, quelque part qu'elle ait été faite, ne laisse-t-elle pas après elle, des traces à jamais remarquables sur le sujet qui l'a soufferte ?

CHAPITRE X.

De la Césarienne accidentelle.

Les femmes grosses peuvent être blessées accidentellement, comme tous les autres individus. Il n'est ici question que des plaies pénétrantes du ventre, tant grandes que moyennes et petites, sans oublier les piqûres.

Lorsque la plaie est assez étendue pour permettre d'extraire l'enfant de la matrice, l'opération césarienne devient naturelle ou spontanée. On fait la ligature des vaisseaux qui feraient craindre l'hémorragie, puis la section des lambeaux qui ne pourraient se conserver, et enfin on délivre, s'il n'y a pas d'adhérence. On prend toutes ses dimensions, avant d'appliquer l'appareil.

L'ouverture de la plaie moyenne n'est pas assez grande pour donner passage à l'enfant ; il faut alors, et la nécessité s'en présente naturellement, lui donner, avec le bistouri, l'étendue nécessaire. On sent bien qu'en pareille circonstance, il est impos-

sible d'indiquer un procédé méthodique ,
et que l'état de la plaie peut seul diriger le
praticien dans ses combinaisons.

Les petites plaies de la matrice ne sont
pas moins redoutables que les grandes et les
moyennes, et ne cèdent en rien , à cet égard,
aux piqûres ; il suffit que la matrice soit
blessée, pour qu'il en résulte des accidens
terribles. Lorsqu'une solution de cette nature pénètre de dehors en dedans , les eaux
s'écoulent plus ou moins abondamment par
cette plaie, suivant son étendue.

Dans cet état, quel que soit le terme de la
grossesse , la femme est dans le cas de subir
l'opération césarienne , ou il faudrait des
raisons bien puissantes pour en agir autrement ; et l'on peut dire hardiment que , si
elle n'est pas opérée , elle avortera , sans
pouvoir rendre son enfant, et que , si l'orifice de la matrice ne s'ouvre , les suites en
seront infailliblement mortelles pour la mère
et pour l'enfant. J'ai eu lieu de voir , plusieurs fois , ce cas malheureux ; je n'en rap-
porterai qu'un exemple :

Le 6 janvier 1780 , à sept heures du soir ,
Catherine Roux , demeurant rue Bourti-

bourg, n°. 10, enceinte de sept mois ré-
volus, se trouva dans la rue St. Médéric,
au milieu d'un embarras de voitures ; elle
s'était rangée contre le mur, lorsqu'un ca-
briolet recula brusquement sur elle et l'at-
teignit. Un clou long, gros et carré, attaché
à la planche de derrière, la piqua à un demi
pouce du muscle droit abdominal, du côté
gauche, à trois grands pouces de l'ombilic.
Le fer pénétra jusques dans la matrice, et
blessa l'enfant. La femme, saisie de frayeur,
n'éprouva dans le moment qu'une douleur
médiocre. Les eaux s'échappèrent sur - le-
champ par la plaie, mêlées de sang et for-
mant un jet, comme elle s'en apperçut en
portant la main sur sa blessure. Elle eut
pourtant le courage de retourner, seule et
à pied, jusqu'à sa demeure.

Je me transportai chez elle, où l'ayant
trouvée assise, je me hâtai de la faire coucher. J'examinai la piqûre, qui était étroite,
et ne pouvait recevoir le petit doigt ; il en
sortait encore un mélange de sang et d'eau,
qui devenait écumeux sur le ventre. La peau
de ce dernier était ridée et vergetée, ce qui
me donna la pleine certitude de l'écoule-

ment des eaux à travers l'ouverture acci-
dentelle.

La matrice était contractée, dure, et douloureuse au toucher extérieur. Je puis assurer
que la sonde ne rend ici aucun service. La
sortie des eaux est un sûr garant que la plaie
est pénétrante ; ainsi l'instrument ne con-
tribuerait à rien, pas même à indiquer la
partie que l'enfant présente devant l'ouverture. Je négligeai donc son usage, pour ne
m'occuper que des moyens propres à calmer les accidens, qui se succèdent si rapi-
dement dans ces tristes occasions.

J'employai donc, pour temporiser, les
moyens les plus usités, c'est-à-dire, les
saignées, les potions, les cataplasmes, la
diète et le repos. J'avais proposé de com-
pléter l'opération césarienne, prévoyant la
suite des accidens. Ce moyen fut rejeté,
non par la malade, mais bien par ces honnêtes gens qui se mêlent de tout et qui n'en-
tendent rien.

La plaie ayant cessé de fluer, après quinze
heures, il survint alors un désordre général,
des convulsions, une sorte de catalepsie
momentanée, une soif ardente. Le sommeil,

qui ne survint que cinq ou six minutes après,
fut agité par des rêves, des grincemens de
dents et un tremblement spumeux, de la
mâchoire inférieure. La malade avait les
yeux hagards et pâles, le pouls petit et concentré, des hoquets, des vomissemens,
accompagnés de quelques gorgées d'une
bile verte.

Cette malheureuse femme succomba à ces
horribles tortures, soixante heures après
son accident.

Vingt-quatre heures après sa mort, aux
termes de la loi, je fis l'ouverture de son cadavre. La piqûre de la peau ne répondait point
à celle de la matrice ; cette dernière se trouvait deux pouces au-dessus ; elle n'était remarquable que par un bourlet inflammatoire,
très-épais dans sa circonférence, lequel
offrait trois pouces d'étendue en tout sens,
et diminuait de roideur, à mesure qu'il
s'éloignait de la piqûre ; celle-ci permettait
à peine l'introduction d'un stylet, tant elle
s'était rapprochée par la contraction de la
matrice.

Je portai la pointe du bistouri dans cette
piqûre, que j'incisai suffisamment pour y
faire

faire passer l'enfant. La matrice contenait encore une bonne quantité d'eau; il n'y avait, dans son intérieur, ni épanchement sanguin, ni caillots; son orifice présentait plus de résistance que son propre corps; car, en employant la force, il me fut impossible de le dilater.

L'enfant avait été atteint, par le clou, au milieu de la fosse sous-épineuse droite; la piqûre, quoique très-petite, avait occasionné une ecchymose, qui, de l'omoplate, s'étendait jusqu'aux fesses.

Il me paraît bien évidemment démontré qu'il n'y avait, pour rappeler cette femme à la vie, d'autre moyen à employer, que le complément de l'opération césarienne. Le salut de l'enfant ne m'aurait pas, non plus, paru désespéré.

———

L.

CHAPITRE XI.

De l'Hémorragie.

L'HÉMORRAGIE, si redoutée dans l'opération, ne me paraît pas au-dessus des forces de l'art ; mais elle sera toujours un prétexte, pour les hommes qui ne savent pas la maîtriser lorsqu'elle se présente ; en effet, tous les moyens capables d'y remédier sont sous la main du chirurgien instruit.

Il est facile de prévoir qu'en faisant l'opération césarienne, les vaisseaux tendus de l'abdomen donneront, en commençant l'incision, des jets de sang, dont il ne faut pas s'inquiéter ; car aussitôt que l'opération est terminée, ces vaisseaux se trouvent courbés et repliés sur eux-mêmes, par la rétraction des tégumens et des muscles, puis, au moyen de l'appareil et de la situation, on parvient, sans beaucoup de peine, à arrêter l'écoulement du sang.

Mais il peut se présenter quelqu'embarras assez grave, quand le ventre se trouve parsemé de grosses varices. On peut aussi

rencontrer des artères dilatées ; il est bien
essentiel d'être toujours pourvu de manière
à être à même de lier les vaisseaux qui
pourraient donner des craintes , à la suite
de l'opération. Il est inutile de faire observer qu'il n'y a aucune espèce de ligature à
porter sur la matrice. Les bords incisés de
la matrice doivent se rapprocher spontané-
ment , pour que le recollement de cet organe puisse se faire sans suppuration ; ce
qui arriverait , si elle était piquée. D'ailleurs , personne n'ignore que ce viscère ne
suppure qu'accidentellement , ou dans un
cas de maladie où il est chargé de graisse.

Le troisième cas est le plus inquiétant ,
sans doute ; il se trouve chez la femme dont
le sang est dissous par un vice des humeurs.
Ici les vaisseaux peuvent fournir beaucoup
de sang , à cause de sa grande fluidité ; on
le voit même s'échapper par les chairs , avec
autant de facilité que s'il traversait un linge.
Quoique ce surcroît de peine arrive pendant l'opération césarienne , celui qui a
une ample connaissance de l'hémorragie ,
peut , par une pression exercée un peu fortement , avec les doigts , sur les lèvres de

la plaie , exciter du gonflement dans leur longueur , en crispant les chairs qui laissaient passer le sang. Pour second moyen , on emploie les astringens , en poudre ou en liqueur; mais c'est toujours un fâcheux contre-tems, lorsque l'hémorragie vient se joindre à l'accident qui nous occupe.

L'hémorragie peut donc être fournie par toutes les parties coupées , si l'on a pris la précaution de les aiguillonner , et de les réunir ensuite; autrement il s'ensuivrait que le sang s'épancherait dans le ventre , et ne manquerait pas d'y produire ces ravages redoutables qui intimident les praticiens les plus courageux.

J'ose prédire que si la secte anti-césarienne parvient à violer les préceptes , tout sera perdu pour quiconque se reposera sur ce faux système, lequel fut inventé pour flatter la populace , à l'instar des autres découvertes contraires au bonheur des hommes ; mais le tems nous a déjà fait justice de ces conceptions éphémères , ainsi que de beaucoup d'autres. Pour revenir à mon sujet , la main qui saura se rendre maîtresse de l'hémorragie , aura fait beaucoup pour la cou-

servation de la femme. Quand même on aurait coupé sur le placenta, en ouvrant la
matrice, le procédé ne serait point changé
pour cela ; on pourrait passer la main au
milieu, ou dans la partie ouverte ; s'il gê-
nait pour sortir l'enfant, on pourrait dé-
coller la partie qui s'y opposerait.

Si la perte sortait par le vagin, il ne faudrait pas en concevoir la moindre inquiétude. La méthode que je recommande est
fondée sur cet espoir ; car il est impossible
de compter sur des suites heureuses, si l'o-
rifice de la matrice se ferme après l'opération. Les vidanges cessant de couler, l'état
de la femme devient terrible ; il est donc
utile de les favoriser.

CHAPITRE XII.

Résumé.

1°. Qu'une femme contrefaite, à terme
et bien portante, entre en travail, la nature
et l'art ne peuvent la servir ; en l'opérant,
on peut sauver la mère et l'enfant.

2°. Si des tumeurs du bassin, dures ou

molles, résistent à tous les moyens opératoires, et opposent à l'accouchement des
difficultés insurmontables, l'opération offre
plus d'espoir pour la vie de l'enfant que
pour celle de la mère.

3°. Lorsque le travail ne peut commencer,
par des causes qui n'intéressent nullement
la santé de la femme, quoiqu'il y ait des
douleurs bien marquées, et des efforts de
la part de la matrice, l'opération peut lui
rendre la vie et à son enfant.

4°. Chez la femme contrefaite, dont les
eaux sont écoulées depuis long-tems, qui
est faible, et qui a beaucoup souffert par les
douleurs attachées à l'enfantement, l'opération est dangereuse pour elle, et pour
l'enfant.

5°. Dans le cas où l'enfant, mort ou
pourri dans la matrice, développe des accidens qui menacent la vie de la femme, s'il
n'y a ni tuméfaction du côté du ventre, ni
dilatation de l'orifice, l'opération est en faveur de la mère.

6°. La hernie gangrénée, la gangrène générale, la brûlure désespérée, l'empoisonnement sans ressource, le développement

de la rage, la commotion complète du cer-
veau, les plaies mortelles sur-le-champ, la
submersion sans espoir, les différentes suf-
focations, avec des signes de mort certains,
sont en faveur de l'enfant.

7°. Dans l'hydropisie ascite, dans la leu-
cophlegmatie reconnue insurmontable, l'o-
pération n'est utile ni à la mère, ni à l'enfant, lorsque le bassin est vicié.

8°. Les plaies, les piqûres de la matrice
ne sont pas essentiellement mortelles, en
pansant la femme. Si l'ouverture peut donner
passage à l'enfant, en complètant l'opération, si le cas l'exige, on est largement autorisé à espérer la guérison de la mère, et
même la conservation de l'enfant, si son
tems lui permet de vivre.

9°. La gastrotomie, la trompotomie, l'ovariotomie sont en faveur de la femme, quoiqu'elles soient infiniment dangereuses. Il ne
faut pas compter sur la vie de l'enfant, d'a-
près sa faible constitution.

10°. L'incision de la matrice, ou la césarienne au petit appareil, et la symphyse,
sont infiniment redoutables, si l'on s'écarte,

en les pratiquant , des préceptes que je recommande pour chacune d'elles.

11º. La crevasse de la matrice , dans le
cas où l'enfant ne peut être amené par le
bassin, exige la gastrotomie. Cette opération
peut sauver la mère et l'enfant , mais il faut,
avant de la pratiquer , que l'accident soit
bien reconnu.

OBSERVATIONS

OBSERVATIONS

SUR LA CREVASSE DE LA MATRICE.

PREMIÈRE OBSERVATION.

Si, depuis un demi-siècle, la chirurgie a fait parmi nous des progrès capables d'étonner l'Europe, nous pouvons assurer qu'elle ne doit le haut éclat dont elle brille, qu'à la protection spéciale du gouvernement et aux encouragemens que lui ont prodigués des hommes rares par leurs profondes connaissances, et à jamais recommandables, par le zéle dont ils étaient animés pour le soulagement de l'humanité souffrante. Il serait superflu de rappeler le nom des grands hommes qui ont illustré la chirurgie, ils reposent presque tous dans la tombe ; mais leur science n'a pas été perdue, ils ont su nous la transmettre en termes si clairs, que

M

celui qui étudie et médite leurs écrits ne peut se méprendre dans les maladies de notre domaine ; mais venons à notre sujet :

Tout le monde convient que l'observation est le moyen le plus sûr dont l'art puisse se servir pour arriver, par l'expérience, à des résultats certains.

Les faits que je vais décrire m'ont paru dignes d'augmenter le nombre de ceux que nous ont laissés nos respectables maîtres.

Le 14 messidor an sept, à sept heures du soir, je fus appelé rue St.-Antoine, n°. 23, division des droits de l'homme, pour aider madame Renaux dans son quatrième accouchement, qui fut laborieux. Je la trouvai sur le lit de misère, assistée de sa sage-femme, et souffrant cruellement depuis plusieurs heures. Mon premier soin fut de m'assurer de son état et de la position de l'enfant. Je reconnus bientôt que l'accouchement était contre nature, et qu'il s'était annoncé tel dès le commencement du travail. Les gonflemens pâteux, la couleur noire et livide, l'extinction de toute chaleur vitale qui se remarquaient à la main, à l'avant-bras et au bras droit de l'enfant, ne laissaient aucun doute sur sa mort; car ces parties se montraient depuis long-tems hors de la vulve. Je fais observer ici que les douleurs, dans le tems où elles avaient encore de l'ordre, avaient porté l'épaule très-bas dans le bassin, mais que l'enfant ayant présenté un si grand obstacle par sa position contre nature, elles devinrent permanentes et insupportables; elles se faisaient sentir plus à gauche qu'à droite, et ne s'étendaient nullement vers la partie inférieure. La matrice manquait d'ensemble dans sa contraction sur l'enfant.

C'est dans cet état de choses que je me mis en devoir d'accoucher madame Renaux : elle le demandait à grands cris, pour mettre fin aux douleurs qui la torturaient depuis si long-tems. Sans autre délai que celui nécessaire pour acquérir les connaissances préalables dont j'avais besoin, je portai la main dans l'intérieur de la matrice, pour aller à la recherche du pied droit. Je m'apperçus, en passant, que la poitrine de l'enfant répondait à l'arcade pubienne de la mère, et le dos au sacrum. Il était alongé et.

sa direction était telle , que ses pieds occu-
paient le bas-fond de la matrice ; le placenta
était implanté dans la partie latérale gauche
de cet organe , ne donnant aucun tour de
cordon à l'enfant. Comme la malade se
plaignait beaucoup de son côté gauche , et
qu'elle y portait continuellement la main ,
particulièrement à la hauteur de la crête de
l'os des îles , j'examinai l'intérieur de la matrice avec grande attention ; je sentis ma
main que j'avais introduite , faiblement
pressée par le col et le bas-fond de la matrice,
qui se contractaient sur elle ; mais la partie
moyenne me parut mollasse et entièrement
dépourvue de force contractile.

Ce premier pas fait , et le point douloureux m'ayant donné des doutes , je renversai
ma main du côté du ventre , vers l'endroit
qui était l'objet des plaintes de la malade.
En faisant cette exploration , je découvris
bientôt une crevasse , qui présentait environ deux pouces d'étendue et recevait
mes doigts annulaires et du milieu. Le péritoine et les intestins se distinguaient aisément au tact , à travers cette ouverture ac-

cidentelle. Aucune partie de l'enfant ni du placenta n'y était engagée.

Après cette découverte, j'accouchai sur-le-champ madame Renaux, en prenant la précaution de fléchir la jambe gauche sur la cuisse, de manière que le talon touchait la fesse ; puis reprenant le pied droit, qui était très - petit, l'enfant n'ayant que huit mois, je le saisis du creux de ma main. Je voulais, par ce procédé, empêcher que le pied gauche ne s'engageât dans la crevasse, lorsque j'opérerais le demi-tour de l'enfant, pour terminer l'accouchement. J'évitai par là toute augmentation du désordre que la nature avait commencé. Cette circonstance si impérieuse, l'enfant hors du sein de la mère, m'indiquait de la délivrer le plus promptement possible, afin de prévenir l'épanchement dans le bas-ventre. Je décollai de la main droite le placenta et le tirai de la gauche, par le cordon ombilical. J'agaçai légèrement la matrice, qui était flasque, pour l'obliger à se contracter sur ma main. Elle obéit en effet ; je perdis même de vue, par le rapprochement général, le lieu de la crevasse.

Madame Renaux, après sa délivrance, se trouva assez bien. Elle éprouva toute l'amertume d'une tendre mère, en perdant le fruit de tant de sacrifices. La peine de cette belle ame eut besoin, pour se calmer, de tous les soins des assistans et de toute l'éloquence de l'amitié. L'accouchement étant terminé, les plus grandes précautions furent prises pour la remettre dans son lit, après une heure de repos sur celui de misère. Elle se trouva mieux quand elle fut couchée; mais ce mieux dura peu; la nuit fut mauvaise et sans sommeil, le ventre se tendit, la fièvre s'alluma, la bouche devint sèche et la soif ardente. Les vidanges coulèrent abondamment et sans perte. L'inflammation, qui s'annonçait, fut combattue par tous les moyens indiqués, tels que les cataplasmes, les fomentations émollientes, les lavemens doux. Les boissons furent prises parmi les aigrelettes, comme le petit-lait clarifié. Dans la matinée il survint un hoquet, qui fit, pendant une heure, pousser les hauts cris à la malade. La rétention d'urine s'y joignit. L'issue de ce liquide, procurée par

l'introduction de la sonde , fit cesser le hoquet et soulagea la malade.

Le deuxième jour ne fut pas plus heureux ; le ventre se ballonna tout-à-fait ; la
fièvre , la sécheresse de la langue et celle de
la peau , l'extrême altération continuaient ;
le troisième jour , la bouche devint noire
et les lèvres croûteuses. Tous les signes de
la putridité se montrèrent.

D'après cette succession rapide , d'accidens , deux larges vescicatoires furent appliqués aux jambes et toutes les boissons
émétisées. Ces dernières produisirent , au
bout de douze heures , une ample évacua-
tion , tant en grosses matières qu'en *serum*
crud ; le ventre se détendit beaucoup ; la
respiration devint plus libre.

Le troisième jour , les accidens n'avaient
pas augmenté ; on remarquait seulement
que les mamelles étaient flasques , et n'an-
nonçaient nullement la monte du lait.

Le quatrième jour, les vescicatoires furent
levés et eurent un effet prodigieux ; la malade resta dans le même état jusqu'au
septième jour de sa couche , toujours avec
la langue noire et sèche , et la fièvre dont

j'ai fait mention. Les vidanges étaient très-copieuses, mais d'une odeur insoutenable ; les mamelles se gonflèrent ; il y eut de la moiteur ; les vescicatoires rendaient abondamment.

Le neuvième jour, les mamelles se détendirent, le ventre se gonfla, particulièrement du côté gauche.

Cette situation fut permanente jusqu'au dix-septième jour ; alors la malade rendit plusieurs petits morceaux du corps même de la matrice, de la largeur de l'ongle, lesquels exhalaient une odeur terrible. Il est bon de faire observer que la matrice ne se déchire jamais en ligne droite ; la déchirure offre toujours des zigzags ; ceux qui en douteraient, peuvent en faire l'expérience sur une femme morte grosse d'un enfant renfermé dans la matrice depuis six mois jusqu'à neuf, leur doute sera levé sur-le-champ ; ainsi les débris de la matrice rendus n'étaient autre chose que des escarres séparées de la partie vive, lesquelles n'avaient pu se réunir après un si grand désordre ; c'est alors que les jambes, les cuisses

et

et les fesses commencèrent à s'infiltrer,
malgré l'abondante suppuration des vescicatoires.

Le dix-huitième jour annonça un peu
de détente, après l'usage de la diète, de
médicamens appropriés et de fréquentes injections détersives dans le vagin; la malade
fut purgée très-doucement; l'abondance
des sucs délétères nous en faisait une loi.
Ce moyen parut produire un bon effet; la
fièvre et la tension du ventre diminuèrent,
il resta seulement une grosse tumeur dure,
douloureuse au toucher, située profondément dans la cavité iliaque gauche; il n'y
avait point d'élancement, comme on aurait
lieu de le présumer.

Le vingt-huitième jour, la fièvre cessa;
la malade fut purgée le lendemain, avec
succès; elle prit du bouillon pur pour la
première fois; elle jouit, dans la nuit, de
quelques heures d'un bon sommeil. Tout
semblait annoncer du mieux et laissait un
rayon d'espoir vers le retour de la santé.
Cependant les vescicatoires, qui suppu-
raient beaucoup, ne diminuaient point
l'enflure dont j'ai parlé, elle faisait même

N

des progrès alarmans, malgré les boissons diurétiques. Bientôt la fièvre se ralluma avec autant de violence que jamais ; les croûtes de la bouche devinrent sèches et considérables, au point de gêner le passage de la boisson ; aucun corps gras ne put en déterminer la chûte ; les lochies, qui avaient presque disparu, se montrèrent de nouveau sous une apparence séreuse ; il sortait par la vulve, chaque fois que la malade se tournait dans son lit, plus d'une chopine d'une sérosité grisâtre et infecte. Les injections, répétées jusqu'à six fois par jour, n'apportaient aucun soulagement à la malade, et n'atténuaient nullement l'odeur de la suppuration qui sortait par le vagin.

Il est remarquable qu'après l'issue d'une si grande quantité de pus, la tumeur n'était presque plus sensible au tact. Les choses restèrent ainsi jusqu'au quarante-deuxième jour. À cette époque la fièvre reprit de la force et fut accompagnée de délire et de soubre-sauts dans les tendons ; la bouche était dans un état affreux, rien n'avait pu la nétoyer ; les jambes, les cuisses et les

fesses devinrent luisantes et tendues à pleine
peau , en dépit de l'énorme suppuration du
vagin et des vescicatoires ; le ventre , qui
avait conservé un reste de tension , redevint
mou et plat. Ce n'est qu'alors qu'il fut possible de découvrir , par le toucher , une tumeur alongée , dont la base paraissait tenir
à la matrice , dans la cavité iliaque gauche ,
d'où elle se prolongeait jusques près des
fausses côtes , dans la région lombaire.

Le cinquantième jour , la malade eut une
suffocation si terrible , qu'elle pensa perdre
la vie. Revenue à elle par les secours qui
lui furent prodigués , elle rendit par le vagin
un corps mou , de la grosseur du poing ,
d'un blanc jaunâtre et d'une odeur qu'il est
impossible de peindre autrement que celle
que j'ai décrite dans le traité de F. Teytand ;
j'en fis l'examen , il ne me parut qu'un gros
caillot de sang , qui , par son long séjour ,
était tombé en putréfaction , la sérosité s'en
étant échappée à la longue. J'indiquerai
plus loin le lieu qu'occupait ce caillot.

Depuis la sortie de ce paquet , tous les
accidens s'accrurent à vue d'œil ; la tumeur
acquit du volume. En portant les mains sur

l'intervalle que laissent entre elles , de chaque côté , la dernière fausse-côte et la crête de l'os des îles , en rapprochant avec pression de dehors en dedans , on voyait sortir par le vagin un jet de suppuration , de la grosseur du petit doigt, de sorte qu'en répétant cette pression de tems à autre , manœuvre que la malade faisait souvent elle-même , la tumeur disparaissait totalement.

Cette femme a été vue par d'habiles gens ; tous , après leur avoir fait l'histoire de la maladie , sont convenus qu'elle était au-dessus des efforts de l'art. J'avais néanmoins pensé depuis long-tems qu'une opération était à propos , mais la proposition que j'en avais faite avait été rejetée par la malade et sa famille. Quatre jours avant sa mort elle y fut décidée , pour un moment. On appela M. Pelletan , qui ayant pris connaissance de la maladie et vu le jet de suppuration , se rangea de mon avis.

Le lendemain , jour pris avec M. Pelletan , pour l'opération , la malade refusa de s'y soumettre. Les accidens étaient portés à un si haut degré et la dissolution des hu-

meurs si avancée, qu'elle mourut deux jours
après.

Ouverture du cadavre.

Le 21 fructidor an sept, à une heure après
midi, nous, anciens membres du collége
de chirurgie de Paris, avons procédé à l'ouverture du cadavre de feue madame Renaux,
décédée hier à sept heures du soir.

Nous avons commencé par l'ouverture du
bas-ventre, la seule qui pût nous conduire
directement au siége de la maladie, d'après
la pleine connaissance des accidens qui
l'avaient accompagnée depuis le commencement jusqu'à la fin.

Les tégumens, les muscles et le péritoine
coupés en forme cruciale et les lambeaux
écartés, la matrice s'est présentée gonflée,
surpassant du double son volume ordinaire,
chargée d'une graisse jaune et molle, laissant appercevoir sur sa partie latérale gauche,
à l'insertion de la trompe, un trou parfaite-
ment rond ; il recevait très-facilement le
pouce et se prolongeait dans toute l'étendue
de ce conduit, lequel était tellement dis-
tendu, qu'il égalait l'avant-bras. De son

attache circulaire autour de ce trou, la
trompe s'étendait jusques dans la région
lombaire, devant les fausses côtes, en for-
mant un sac long, médiocrement tendu,
rempli d'un pus grisâtre, très-délayé et
d'une odeur fétide. Dans sa partie la plus
élevée, qui se trouvait la plus éloignée de
la matrice, on appercevait de petits trous,
en formes de criblures, par lesquels s'échappait, dans le ventre, le pus contenu dans
la trompe. La quantité en a été à environ
deux livres. Toutes les parties abreuvées par
la matière purulente étaient d'un jaune
noirâtre et se déchiraient facilement, lorsqu'on les soulevait pour les examiner. Les
autres viscères nous ont paru sans altération ; il n'y avait point d'eau dans le bas-
ventre, comme nous avions eu lieu de le
présumer, après une œdémacie aussi considérable des extrémités inférieures.

» Nous déclarons que madame Renaux
» est morte des suites d'une crevasse à la
» matrice, laquelle a commencé à l'inser-
» tion de la trompe du côté gauche, et n'a
» nullement débordé ce conduit ; il est pro-
» bable que ce tube a reçu, après l'accou-

» chement, une partie du sang destiné à sortir
» par l'orifice naturel ; qu'il s'y est putréfié,
» pendant que les bords de la crevasse
» étaient tuméfiés et rapprochés , et qu'enfin
» les débris de la matrice lui ont donné
» issue, en se détachant lors de la suppu-
» ration. Cette maladie nous a paru évi-
» demment mortelle.

LABORDE , PLANCHON.

DEUXIÈME OBSERVATION.

Il y a quatre ans , je fus mandé, à minuit ,
rue Montmartre , pour accoucher une
pauvre femme , très-respectable dans sa misère. Je la trouvai dans un mauvais fauteuil
de paille, sa sage-femme à côté d'elle ; elle
était logée au sixième étage et était en travail
de son troisième enfant depuis soixante-
douze heures , elle perdait beaucoup de
sang. L'altération et la couleur jaune du
visage , les lèvres noires et sèches , les yeux
hagards et enfoncés , tout cela me frappa
vivement; je craignis qu'elle n'expirât entre

mes mains. Le pouls n'était pas plus gros qu'un fil à coudre , dur et concentré , la voix presqu'éteinte. Mon premier soin fut de la faire mettre dans son lit , dont l'aspect seul était capable d'arracher des larmes. Je demandai qu'on lui donnât un peu de vin ; une femme , aussi recommandable par sa piété que par son éducation , exerça cette bonne œuvre avec beaucoup de grace et d'empressement. Cette boisson prise , l'espèce de terreur que j'avais remarquée dans les traits de la malade se calma un peu , cela me porta à entrer en conversation avec elle , avant d'examiner sa triste situation.

Ce verre de vin , secondé d'une meilleure position , lui rendit un peu de vigueur ; elle me dit que ses douleurs avaient commencé comme dans ses couches antérieures ; mais que depuis midi les eaux de son enfant avaient coulé brusquement et en petite quantité ; qu'elle avait été , en même tems saisie d'une douleur *coupante* , depuis la partie ombilico-latérale gauche jusques dans l'aîne du même côté ; que cette cruelle douleur avait déterminé l'écoulement de beaucoup de sang et avait apporté du désordre dans le travail ;

travail ; que ce n'étaient plus des douleurs pour accoucher , mais qu'elle croyait s'être brisé quelque chose dans le corps. Je fis tous mes efforts pour rassurer cette infortunée. Sensible au langage de l'intérêt et prenant confiance dans les secours de notre art , elle parut alors goûter une consolation que ses forces abattues ne lui permirent pas de m'exprimer au gré de sa belle ame. Je l'engageai à me laisser prendre connaissance de son état ; elle s'y prêta avec ce vrai courage que l'on trouve chez les femmes qui se destinent à être mères , bravant les douleurs et les suites qui y sont attachées.

Je la touchai, dans son lit , avec beaucoup de précaution ; je m'apperçus qu'elle avait un très-bon bassin ; en même tems je trouvai la matrice fortement dilatée. La tête de l'enfant était appuyée obliquement de gauche à droite à la partie supérieure du bassin , et n'était point gênée par la compression de la matrice. Je me déterminai à commencer l'accouchement, en allant chercher les pieds. La malade y consentit bien volontiers, tant il est vrai que la raison se trouve par-tout. L'ayant fait mettre en situation , je portai ,

Q

sans obstacle , la main dans la matrice ; elle
m'avait recommandé de ménager son côté
gauche , qui était le plus douloureux ; je
crus qu'il était à propos de mettre à profit une
invitation si précieuse. En effet, l'homme de
l'art ne doit pas omettre la plus petite chose,
il doit au contraire redoubler d'attention
lorsqu'il opère , il est sûr de rendre , par-là ,
un grand service à la chirurgie et à l'humanité.

Ma main introduite dans la matrice et
allant chercher un des pieds , je découvris
une crevasse énorme ; elle s'étendait depuis
environ deux pouces du col de ce viscère
jusques dans son bas-fond du côté gauche.
Je fus obligé de soulever les intestins , à
l'aide du péritoine, pour trouver un pied ;
aucune partie de l'enfant ni du délivre
n'était engagée dans cette rupture, qui était
en zigzags ; les pieds de l'enfant étaient fort
éloignés l'un de l'autre et faisaient la fourche
dans le bas-fond de la matrice , lequel était
relâché ; le placenta était implanté dans la
partie moyenne postérieure , une portion
s'en était détachée , lorsque la crevasse

s'était opérée , mais sans passer par l'ouverture.

J'accouchai cette femme avec la plus
grande facilité, d'un garçon à terme, mais
mort depuis cinq ou six heures ; je fis , sur-
le-champ, l'extraction du délivre , qui fut
aussi facile que l'avait été celle de l'enfant :
je le tirais par le cordon , avec la main
gauche , tandis que de l'autre j'agaçais la
matrice , pour en obtenir la contraction ;
elle fut un peu lente , mais enfin elle se fit ,
faiblement à la vérité , et d'une manière im-
parfaite. Cette grande plaie s'élargissait du
côté du ventre , en se renversant de dedans
en dehors ; le péritoine et les intestins faisaient tampon dans la crevasse et s'op-
posaient à sa réunion. Ce paquet plongeait
même dans l'intérieur de *luterus* , en écar-
tant horriblement les lèvres de la plaie. Ma
main sortie , je pris toutes les précautions
qu'exige un semblable écart de la nature ,
lequel devient un écueil, même pour celui
qui a bien appris et sagement observé.

Cette pauvre femme se voyant débarrassée , en témoigna toute sa satisfaction ;
je me retirai , après avoir donné les conseils

convenables en pareil cas. La personne qui
avait apporté du vin m'ayant demandé ce
que je pensais de l'accouchée, je ne crus
pas devoir taire sa fin très-prochaine, vu le
grand désordre et la prostration absolue des
forces. Elle mourut, en effet, au bout de
quinze heures, après avoir éprouvé un pé-
nible hoquet et de violens vomissemens.

TROISIÈME OBSERVATION.

LE 2 vendémiaire de l'an six, M. Laborde,
accoucheur, avantageusement connu, et
mon ami, me fit prier de passer chez lui,
pour aller ensemble dans la rue où il demeure, île St.-Louis, voir la femme d'un
domestique, laquelle était depuis long-tems
en travail de son second enfant. Les eaux
étaient complètement écoulées, et l'enfant
était à sec dans la matrice ; la malade était
faible et avait perdu la raison ; elle se livrait
à des emportemens contre la providence et
contre ceux mêmes dont le zèle cherchait à
la soulager et à la consoler.

J'examinai le ventre, je le trouvai plissé,

vergeté et très-dur ; les plis ne faisaient
qu'annoncer l'écoulement des eaux , lequel
avait été suivi du rapprochement de la matrice et des tégumens ; je touchai cette
femme , la tête de l'enfant était oblique de
gauche à droite , extrêmement serrée par
le col de la matrice , que les oreilles n'a-
vaient pas encore dépassé. On remarquait
cependant un léger vide , que la tête laissait
entre elle et les parties qui lui livraient
passage, dans la partie supérieure du bassin,
lequel vide avait favorisé la perte considérable d'un sang très-vermeil.

Après avoir conféré ensemble et nous
être assurés que le bassin était bon , puisque
cette femme était déjà accouchée d'un enfant
vivant , nous résolûmes de faire l'accouchement par les pieds , la tête n'ayant pu
s'engager dans le bassin et n'offrant pas de
prise au forceps. J'insinuai ma main le premier , mais quelle fut ma surprise , en ren-
contrant une matrice fortement tendue sur
l'enfant et dure comme du cuir , du côté
droit où j'avais trouvé plus de vide. Ne
pouvant passer, je portai la main à gauche ,
il me fut aisé de déplacer la tête , pour pé-

nétrer librement dans *luterus*, je sentis, à environ deux pouces du col, une crevasse qui avait au moins trois pouces d'étendue; le péritoine et les intestins y étaient comme enfouis; elle répondait au ventre de l'enfant, ses deux genoux, qui étaient rapprochés, étaient situés au-delà de la plaie et au-dessus de son angle supérieur. Je retirai ma main sur-le-champ, pour faire part de cette découverte à mon ami, qui, moyennant la même recherche, ne tarda pas à s'en convaincre.

L'accouchement fut terminé assez promptement; nous avions jugé d'avance l'enfant mort dans le sein de sa mère, il l'était en effet; notre soin fut, en second lieu, d'extraire le placenta afin de prévenir, s'il était possible, l'épanchement dans l'abdomen. La matrice avait conservé cette contraction terrible qu'elle opposait naguère à la main qui allait chercher les pieds. Je puis assurer qu'après l'accouchement elle se rapprocha comme dans les cas les plus ordinaires, en présentant une forme sphérique, sensible au tact extérieurement. La perte cessa, l'accouchée se trouva bien et prit un bouillon;

le pouls , qui avait été jusques-là irrégulier ,
reprit le plus grand calme.

Le lendemain le visage de la malade parut
beaucoup meilleur , les vidanges étaient
abondantes et de bonne qualité ; elle de-
manda à manger. Enfin tous ces accidens
formidables dont nous redoutions les suites,
semblaient s'appaiser , à notre grand éton-
nement. Cependant ce même jour , en exa-
minant et en palpant le ventre , on distin-
guait deux boules presque adhérentes l'une
à l'autre , et légèrement douloureuses ; la
peau paraissait ecchymosée du côté gauche.

Le troisième jour , la malade voulut se
lever pendant quelques heures ; elle n'eut ,
à cette époque , d'autre fièvre que celle oc-
casionnée par la monte du lait , qui se fit
d'une manière parfaite et eut les suites les
plus ordinaires. Cet état dura jusqu'au
sixième jour et ne donnait que d'heureux
présages , lorsque , vers le soir de ce même
jour , elle éprouva une faiblesse , qui la
força de se coucher , et elle mourut en en-
trant dans son lit. Le cadavre ne fut pas
ouvert.

QUATRIÈME OBSERVATION.

JE sens combien il est triste d'entretenir mes lecteurs d'événemens aussi fâcheux ; mais enfin, l'art peut en retirer de grands moyens de secours, comme je le démontrerai.

Le 21 prairial an sept, à neuf heures du soir, je fus appelé pour donner mon avis, touchant une femme accouchée depuis trois heures de l'après-midi ; je ne nommerai pas l'accoucheur, il pourra se reconnaître en me lisant ; je craindrais, au reste, de blesser la délicatesse des hommes de l'art ; non, pourtant, quant au fait dont je vais parler, car il ne pouvait empêcher la crevasse de la matrice. Je crois cet accident au-dessus des forces humaines et de la science même la plus profonde. Cet individu, marqué par un étalage indécent qui ne convient qu'à un Laffecteur, se qualifiant du plus instruit des accoucheurs de la France, sur-tout pour les cas difficiles, me rendit compte de l'état de la malade. Il débuta par un jargon qui annonçait

annonçait peu ou point d'éducation , et
point du tout de génie pour la chirurgie ;
à l'entendre, il avait tout fait, tout vu ; Puzos, Lamotte et Levret étaient de minces
garçons du vieux tems. Comme ce discours
me parut être nourri par une vapeur de
bouchon , j'eus des soupçons sur la manœuvre du confrère.

La femme n'était pas délivrée , elle éprouvait même des accidens , parce que , disait-
il , le placenta était *enraciné* dans la matrice , expression assurément très - neuve
pour moi. Il avait craint d'opérer le renver-
sement de cet organe, en délivrant trop tôt.

La famille et les amis , dans leur afflic-
tion commune, me prièrent d'examiner cette
femme , qui éprouvait des souffrances con-
tinuelles. Il y avait très-peu de perte par
le vagin ; mais la matrice était énorme sous
la main, lorsqu'on appliquait celle-ci sur
le ventre. J'avoue de bonne foi que cet examen extérieur ne me procura aucune connaissance du désordre interne ; je ne pus
rien induire de la peau du ventre , que la
malade avait naturellemet très-brune.

P

Ayant demandé à porter la main dans la matrice, j'entendis dire à mes oreilles : laissez-le faire, il n'en viendra pas à bout. Il est vrai qu'on répondit : nous le voulons. Je fis situer la malade, dont l'état inspirait la plus profonde compassion ; je fus obligé de faire assujétir le ventre, qui était flasque et vacillant, par un des assistans, homme recommandable par son courage et ses vertus. Il s'agissait ici d'une cinquième couche, je suivis exactement, de la main, le cordon ombilical jusqu'à l'orifice de *luterus*, que je trouvai remonté dans l'abdomen au-dessus du bassin. Cet orifice me parut baveux, gonflé, pouvant à peine permettre l'introduction de trois doigts, sans opérer de dilatation. Pour faire entrer la main toute entière, il fallait dilater avec force, c'est ce que je fis ; parvenu enfin dans la matrice, je trouvai un très-grand espace rempli de caillots, et point de placenta ; je fis presser le ventre par mon aide, avec ses mains, je tendis le cordon ombilical, pour m'en faire un conducteur.

La matrice se contractant alors sur ma

main, je sentis une large crevasse, béante
du côté du ventre, beaucoup plus resserrée
à la face interne, laquelle avait favorisé le
passage du placenta dans l'abdomen. Le
poids des intestins et la contraction de la
matrice l'avaient repoussé du côté de l'angle
inférieur de la plaie ; il s'en échappait seulement un lambeau, qui n'excédait pas le
volume d'un œuf de poule, ce qui le rendait
très-difficile à saisir. Tandis que mon aide,
de ses mains rapprochées, embrassait la
grosse tumeur, qui faisait saillie à l'extérieur, et la pressait de dehors en dedans et
de bas en haut, je saisis le placenta près
de l'insertion du cordon, puis je le fis passer
à travers la plaie avec la plus grande précaution, de peur de le morceler ; lorsqu'il
fut dégagé des lèvres de la plaie et parvenu
dans la matrice, je le retirai de la main
droite par le cordon, qui était gros et fort.

J'examinai alors la crevasse, elle me parut
avoir au moins quatre pouces d'étendue,
malgré le rapprochement des parois de la
matrice, depuis la sortie de l'enfant ; elle
s'étendait obliquement d'arrière en avant et
de gauche à droite, en rayonnant jusqu'à

la partie antérieure ; ses bords étaient garnis de dentelures , en forme de scie.

La malade fut peu fatiguée de cette opération , elle éprouva ensuite un mouvement de consolation qui lui fit dire , avec un sourire intéressant : mon Dieu ! j'ai bien souffert ; mais me voilà délivrée , je vous en remercie. Je la fis remettre dans son lit , avec les ménagemens qu'exigeait sa fâcheuse position ; prenant ensuite , à l'écart , sa famille et ses amis , je leur déclarai franchement que cet accident était mortel , par sa nature , et que la malade périrait sous très-peu de tems. Mon *tripier* , qui avait accouché la femme , qui avait porté la main dans la matrice , pour la délivrer , qui avait été témoin de tout , nia positivement le fait ; je le laissai à cette idée et me retirai. La malade mourut dix-huit heures après ; l'enfant , qui n'avait donné que quelques signes de vie , était mort à mon arrivée. Le cadavre ne fut pas ouvert.

CAUSES

DE LA CREVASSE UTÉRINE.

CEUX qui ont voulu les décrire se sont étrangement abusés, ils étaient mus par un zèle bien placé sans doute, leur bonne foi en est un sûr garant ; il n'y a pas le moindre reproche à leur faire, s'il nous ont indiqué une route puisée dans l'imagination, plutôt que dans la connaissance réelle des faits et dans le calcul exact des forces de la nature dans les fonctions humaines. Parmi les auteurs qui ont parlé de cette importante maladie, le plus remarquable est M. Crantz, dont la dissertation, à ce sujet, se trouve dans le *Traité des Accouchemens* de M. Puzos. D'après la lecture réfléchie de ce morceau d'un grand praticien, on est tenté de croire que le mécanisme de l'accouchement et l'action de la matrice lui étaient très-peu connus, encore moins le procédé opératoire qu'exigent ces sortes de cas graves.

Quant à moi, sans prétendre décider cette grande question, il me semble qu'on peut réduire ces causes à quatre principales, telles que, 1°. le développement irrégulier de la matrice dans la totalité de son corps, ou dans une de ses parties seulement ; 2°. la sécheresse des fibres charnues qui composent ce muscle si étonnant chez les femmes ; 3°. à l'amincissement ou l'élargissement des orifices des trompes ; 4°. enfin les douleurs violentes de l'accouchement, qui viennent se joindre aux trois causes précédentes. Ainsi je mettrais de côté tous les contes qui ont été faits sur cette matière, je n'admettrais pas même la crevasse spontanée. * Parmi les recherches que j'ai faites et pendant l'accouchement, et après dans le cadavre, sur le cadavre, j'ai vu souvent l'orifice des trompes très-mince et quelquefois béant. En effet,

---

* Je lui réserve, pour la classer avec ordre, un article à part dans le traité des accouchemens contre nature, que je me propose de mettre au jour.

lorsque la matrice prend son développement, comment ces petites ouvertures pourraient-elles se trouver exactement fermées ? par les fibres de la circonférence, me dira-t-on, lesquelles se croisent de manière à rendre cet endroit aussi solide que le reste de la matrice. On me donnera, peut-être, pour point de comparaison le passage des urines des uretères dans la vessie; mais il est facile de démontrer que la structure de ses différens conduits n'a point de rapports réciproques, même sur les pièces anatomiques. Je vais jusqu'à penser que les dépôts laiteux que l'on voit si souvent dans l'intérieur des trompes et des ovaires, y sont chassés presque toujours, au moyen d'ouvertures plus ou moins grandes, par le retour de la matrice sur elle-même.

Je persiste à croire que la cause éloignée ou prédisposante de la crevasse commence peu à peu aux orifices des trompes, ou dans une partie de la matrice qui aura souffert de la compression ou de la sécheresse, les vaisseaux sanguins ne pouvant se développer. Les douleurs de l'accouchement achèvent de déterminer ce grand désordre ; la force de la contraction lui donne une éten-due plus ou moins considérable, suivant une direction que l'on ne peut déterminer : on sent que c'est la partie la plus mince et la plus faible qui se déchire, et toujours en raison de la douleur.

SIGNES DE LA CREVASSE.

Ils sont en petit nombre et plus équivoques que positifs ; les signes intérieurs ne sont presque pas sensibles ; cependant j'ai eu lieu de remarquer que les douleurs, dans ce cas, n'ont plus d'ordre, elles se font sentir très-violemment dans l'étendue de la crevasse. Le pouls devient dur et vif, le visage s'al-tère, il survient de la faiblesse, qui est sou-vent poussée jusqu'à la défaillance. Il y a une perte abondante et très-rouge, lorsque la tête ou le corps de l'enfant ne peuvent faire bouchon au col de la matrice. Le ventre est irrégulier ; mais tous ces signes, aidés du tact le plus fin, ne sauraient procurer

des

des données certaines. Le grand signe, le signe
infaillible, c'est celui que fournit l'intromis-
sion de la main dans la matrice, lorsqu'il y
a possibilité ; il ne laisse aucun doute. Je ne
me permettrais jamais d'en porter aucun
diagnostic de toute autre manière, quand
même je verrais tous les signes extérieurs et
rationels s'accorder pour me l'indiquer ; cependant, d'après leur témoignage, je porte-
rais la main dans la matrice, après l'application du forceps, afin de m'assurer du
fait.

J'ai constamment observé que l'enfant
ne changeait point de place après la rupture ; il restait où les douleurs l'avaient
placé auparavant ; il était beaucoup moins
serré. Cette conséquence me paraît toute
simple, c'est qu'il n'y a point, ou il ne peut
y avoir que très-peu de contraction dans
une matrice dont la circonférence est inter-
rompue par une grande solution de continuité, l'ensemble se trouve rompu ; il est
possible de faire balloter l'enfant avec la
main, car il ne paraît point gêné ; mais
j'avertis qu'on excite les cris de la malade,
lorsqu'en faisant cet examen on pose sur le

Q

ventre la main qui reste libre. Toutes ces recherches ne peuvent avoir lieu qu'après l'écoulement des eaux : il serait absurde de soupçonner une crevasse avant la rupture des membranes.

PROCÉDÉ OPÉRATOIRE.

Ce térrible accident est toujours mortel par ses suites, du moins il me paraît tel; car les auteurs sont très-difficiles à saisir sur le très-petit nombre de guérisons dont ils nous entretiennent. Si la crevasse a été bien vérifiée par eux, en portant la main dans l'intérieur de la matrice, je leur en ai la plus grande obligation, eussent-ils méconnu les sentiers de la nature dans l'adolescence de notre art. Ils parlaient, démontraient et opéraient pour le bien public, et pour notre instruction; je serais donc d'avis, dans cette occurence fâcheuse, la crevasse étant bien reconnue par le tact interne avant l'accouchement, d'employer le procédé suivant, commandé par la bonne chirurgie.

On accouche la femme le plutôt possible
et on reporte, sur-le-champ, la main dans
la matrice, pour extraire le placenta, en le
détachant avec circonspection ; puis l'ame-
nant dans le vagin, avec le creux de la
même main, tandis que l'autre l'entraîne
tout-à-fait au dehors au moyen du cordon
ombilical.

Cela fait, il ne faut pas retirer la main,
mais s'en servir pour vider le sang ou les
caillots qui ont pu s'introduire dans le ventre
par la plaie. Si la femme est accouchée et
non délivrée, rien ne peut faire présumer
l'existence de la crevasse ; il n'y a que la
main qui, en allant à la recherche du placenta, puisse nous en avertir, comme on
voit que cela m'arriva dans la dernière observation ; ainsi dans ces deux cas le procédé doit être le même.

La matrice étant débarrassée de l'enfant,
du placenta, des caillots et du sang épanché, l'accoucheur attendra qu'elle se contracte sur sa main, en l'agaçant très-doucement. Dès qu'elle obéira, il faudra passer
un ou deux doigts dans la plaie, les diriger
du côté des tégumens abdominaux, derrière

les muscles, en soulevant plus ou moins, suivant l'embonpoint de la malade, afin de faire bosse en dehors, après quoi il prendra de l'autre main un bistouri droit, dont il tournera le tranchant de son côté, le plongera perpendiculairement à la peau et percera celle-ci, les muscles et le péritoine, entre deux doigts, si la plaie a pu leur donner passage ; si elle n'a pu en admettre qu'un, il faudra diriger le bistouri sur ce doigt, en évitant de se piquer. Lorsqu'on sentira au doigt la pointe de l'instrument, on incisera de haut en bas et suivant une étendue que le jugement indiquera, d'après la longueur de la crevasse. L'incision faite, il faut retirer le bistouri, porter le doigt dans la plaie et ôter, en même tems, l'autre main de la matrice.

Cette opération, que M. Crantz, *article VI de sa dissertation*, regarde comme la césarienne, ne l'est assurément pas ; c'est tout bonnement l'empyème du ventre dans le tems de nécessité. Dans l'opération césarienne on divise la peau, les muscles, le péritoine et la matrice tout à la fois, tandis qu'ici les efforts ont rompu cette dernière.

L'incision des tégumens du ventre n'est donc que complémentaire à la crevasse. Cette incision, qui peut paraître terrible aux yeux de l'ignorance ou de la prévention, n'est pas plus dangereuse que les plaies pénétrantes du bas-ventre avec issue des parties sans lésion ; car s'il en était autrement, le tems de l'accouchement étant passé, il faudrait une grande certitude pour se déterminer à faire l'opération, quoiqu'elle soit le seul moyen de sauver la femme. Outre qu'elle survit très-peu après l'accident, l'épanchement n'est pas toujours sensible, car il peut se disséminer dans le ventre. Je conclus donc, d'après l'expérience constante des heureuses issues des grandes plaies du ventre, que l'on peut y pratiquer l'empyème de la manière que je viens d'indiquer, sans compromettre les principes de la saine chirurgie.

OUVERTURE

DU CADAVRE

DE LA NOMMÉE DUVAL. *

L A nommée Duval, qui fait le sujet de cette observation, demeurait rue de la Tacherie, n°. 8, division des Arcis. Elle avait sans doute beaucoup à se plaindre de la nature, puisque après une enfance extrêmement débile et rachitique, elle n'avait pu parvenir qu'à la taille de trois pieds trois pouces. Les traces du rachitis se montraient encore au tronc, aux cuisses, aux jambes et aux doigts tant des mains que des pieds. Les os de la tête et des bras étaient les seuls qui ne pa-

---

* Cette observation fut imprimée au commencement de l'an sept; il y en eut cent cinquante-cinq exemplaires de tirés; je la mets à la fin de mon Ouvrage, d'après les nombreuses demandes qui m'ont été faites.

eussent point partager les effets de cette
cruelle maladie ; par-tout ailleurs la difformité était remarquable.

Devenue grosse pour la première fois , à
l'âge de trente-un ans , elle donna sa confiance à une sage-femme , qui lui rendit
pendant quelque tems tous les soins dont
elle était capable. La citoyenne Durnay
(c'est le nom de cette sage-femme) me
pria de voir sa malade , qui était alors dans
le neuvième mois de sa grossesse. Je me
rendis en effet chez elle le 2 fructidor an
six , et je la trouvai dans les plus vives souffrances. La croyant sur le point d'accoucher,
je voulus m'assurer , par le toucher , de son
état positif. Je jugeai, par ce moyen, que le
diamètre antéro-postérieur du bassin avait ,
au moins , deux pouces et demi , pris depuis
le milieu de l'arcade du pubis , jusqu'à la
saillie de l'os sacrum , laquelle me parut
considérable.

Cet examen terminé , la malade me fit
plusieurs questions sur sa position critique.
Après lui avoir donné toute la consolation
qu'un cœur sensible peut offrir à la douleur,
je lui repondis qu'elle n'était pas à terme ,

à douze ou quinze jours près : qu'elle serait souffrante jusques-là , sans qu'il fût possible d'adoucir sensiblement ses maux. Je l'exhortai cependant à se munir du courage nécessaire pour supporter une ou plusieurs opérations , qui me paraissaient promettre d'heureux résultats. Mais cette infortunée avait si peu de forces morales , qu'elle se refusa opiniâtrément à tous procédés chirurgicaux.

Il faut convenir que son état était affreux, (il a été connu de plusieurs personnes de l'art , d'un mérite distingué, qui la virent dans les derniers tems de sa grossesse) : tout son corps était infiltré ; toute la surface en était luisante et tendue à pleine peau. Je reconnus , moyennant une légère exploration , un grand volume liquide épanché dans l'abdomen , et dans lequel les intestins baignaient et vacillaient. La poitrine présentait un état de gêne extrême , qui annonçait son inondation générale. La respiration était infiniment laborieuse : cette fonction si importante n'avait lieu chez la nommée Duval , que dans une attitude où elle avait les pieds à terre et le dos appuyé contre son lit.

On

On voit dans ce simple exposé , tous les signes d'une anasarque portée au plus haut degré. Il est raisonnable de penser que ce triste résultat était celui d'une grossesse amenée peu-à-peu , et dans laquelle le développement de la matrice s'était effectué avec peine et lenteur. Cette femme , avant de devenir enceinte, jouissait d'une bonne santé.

Enfin , le 17 fructidor , quinze jours après ma première visite , la citoyenne Darnay fut mandée pour secourir sa malade , qui éprouvait des douleurs faiblement préparentes. A son arrivée , elle la vit expirer presque subitement de suffocation. Elle la toucha et ne sentit aucune apparence de dilatation à l'orifice de la matrice. Vingt heures après , je fus appelé pour faire l'ouverture du cadavre , à laquelle je procédai de la manière suivante :

Je donnai au corps la situation usitée dans les accouchemens de force : je pris cette précaution, pour l'instruction des sages-femmes qui étaient présentes. Je leur fis toucher la matrice , après leur avoir préalablement observé que la dilatation de son orifice n'excédait pas l'étendue d'une pièce de douze

R

sons, chose que l'on remarque constamment
chez les femmes qui meurent au terme de
neuf mois , avant d'accoucher. Les praticiens n'ignorent pas que le relâchement de
ce viscère y donne plus ou moins lieu dans
les derniers instans de la vie.

Décidé à l'opération césarienne, je pratiquai suivant la direction de la ligne blanche
et de bas en haut , une incision à laquelle
je donnai une longueur d'environ six pouces.
Après la section des tégumens et des muscles,
celle du péritoine donna issue à sept ou huit
pintes d'eau , au milieu de laquelle flottaient
la matrice et les intestins. Ce liquide me
parut être d'une aussi bonne qualité que le
meilleur qu'on pourrait obtenir dans une
paracenthèse. J'incisai *uterus* dans une
longueur de cinq grands pouces , et le plus
près du col qu'il me fut possible. Cet organe était très-volumineux, molasse, épais,
et présentait en divers endroits des inéga-
lités charnues , qui avaient sans doute pour
cause un développement difficile et gêné ,
par la difformité hideuse qu'offrait le physique de la femme Duval. L'enfant, que je retirai par les pieds , était de sexe masculin et

de moyenne grosseur, avec son placenta, ses membranes et ses eaux. Sa position était naturelle, à quelque chose près ; sa tête était légèrement inclinée de gauche à droite, situation à laquelle il eût été facile de remédier, à l'aide d'une main expérimentée. Sa mort me parut dater de celle de la mère.

Les parties étant à découvert, j'examinai le diamètre du bassin, pour juger si je l'avais apprécié d'abord dans sa juste étendue. Je lui trouvai, en effet, deux pouces et demi, de devant en arrière, c'est-à-dire, depuis la symphyse pubienne jusqu'à la saillie des deux premières pièces ou fausses-vertèbres qui font partie du sacrum. Cette saillie se prolongeait dans le bassin de derrière en devant, en forme d'épine-mousse d'un pouce de hauteur, sur une largeur de dix-huit lignes. Le bassin se trouvait ainsi partagé entre deux cavités égales. Toute sa circonférence donnait huit pouces, tandis que le plus grand diamètre de la tête de l'enfant en avait douze. Les sutures du crâne présentaient un écartement considérable, qui aurait pu permettre le chevauchement des os et favoriser l'alongement de la tête, lors-

que les douleurs de l'accouchement se seraient fait sentir. Mais cette grace assez
ordinaire de la nature fut refusée à la femme
Duval.

La poitrine contenait beaucoup d'eau et
deux poumons, qui répondaient parfaite-
ment à la conformation bisarre de cette cage
osseuse. Il est donc bien évident que cet état
d'humidité et de relâchement où se trouvait
la matrice, avait rendu celle-ci, pendant
un tems marqué par la nature, incapable
d'aucun ressort physique, et conséquemment inhabile à se débarrasser de l'enfant
qu'elle embrassait. On peut cependant con-
clure avec certitude que l'accouchement aurait été à la vérité très-pénible, mais non
pas impossible. Il aurait fallut, sans doute,
et tout praticien l'aurait prévu, le terminer
par les pieds, ou avec le forceps. Mais
dans ces deux cas, le passage forcé de la
tête par ce mauvais bassin, aurait nécessité
un enfoncement dans le paroi du crâne, qui
aurait correspondu à la saillie de l'os sacrum. Il eût même été possible que la peau
de la tête fût meurtrie ou enlevée dans le
trajet : mais l'expérience ne nous aprend-

elle pas tous les jours que la compression exercée par un tel bassin , et l'application du forceps (deux forces qui agissent séparément ou de concert sur la tête de l'enfant) , ne produisent que de simples écorchures , qui ne sont pas essentiellement nuisibles ? Si quelqu'un osait le nier , j'en appellerais aux praticiens éclairés. La même difficulté n'existe-t-elle pas chez beaucoup de femmes ainsi contrefaites ? Cependant une main habile en termine le travail , et conserve la mère et l'enfant.

Il me paraît démontré , d'après tout cela , qu'il y avait plusieurs moyens chirurgicaux pour tirer parti de l'état compliqué où se trouvait la nommée Duval. Le premier consistait dans les mouchetures , le second dans des incisions , le troisième dans de larges vescicatoires. Si aucun de ces procédés n'avait pu déterminer l'écoulement du liquide qui remplissait le tissu cellulaire et les grandes cavités , on aurait pu , en quatrième lieu , hasarder la ponction. Cette opération , secondée des moyens indiqués par les circonstances , devait avoir pour la femme Duval les heureux résultats que l'on

obtient assez souvent sur d'autres femmes
dans des cas tout-à-fait semblables. Pour
cinquième et dernier moyen, un praticien
éclairé se serait déterminé à pratiquer l'opération césarienne avant terme, comptant
peu sur l'action de la matrice, dont la force
devait être pour ainsi dire nulle dans le cas
dont nous parlons.

Mais à quoi se résoudre dans une occurrence aussi compliquée? Eût-on appris la
chirurgie de Dieu même, fût-on fondé sur
la structure et le mécanisme bien connus
des parties, sur le volume et la position de
l'enfant; eût-on même obtenu la conservation de deux êtres également intéressans,
on ne saurait échapper à l'aveugle ressenti-
ment du vulgaire, aigri par les insinuations
de la malveillance et de l'envie. L'Anti-
Césarien est aux aguets et n'attend que des
faits de cette nature, pour attaquer avec ses
armes ordinaires, la calomnie et la mauvaise foi, ceux dont les talens et la célébrité
justement acquise irritent sa folle ambition,
et sur la ruine desquels il voudrait, à tout
prix, élever ses monstrueuses erreurs.

L'observation que je viens de rapporter

n'est certainement pas prise au hasard, te je n'ai eu, en la publiant, d'autre intention que celle de repousser l'inculpation faite à deux professeurs, tous deux membres de l'ancien collége de chirurgie (les citoyens Baudelocque et Dubois), à l'occasion d'une section césarienne qu'ils opérèrent ensemble et qui avait été jugée indispensable, d'après une consultation infiniment sage et éclairée. L'aventurier ne manqua pas de saisir cette occasion pour avancer des faits contraires et faux ; il cria à l'*éventration*, dans les carrefours de Paris, prit la dénomination d'anti-césarien et se mit à la tête du rebut de l'art de guérir, dénonçant la haute chirurgie comme attentat à l'humanité.

Misérables ! vous ne pouvez pas plus vous refuser aux principes certains de notre art, que l'homme médiocre ne peut nier les deux mouvemens de la terre, et l'homme instruit les vérités mathématiques. Eh bien ! il vous dit effrontément que tous les bassins peuvent permettre le passage de l'enfant au terme de l'accouchement. Non, jamais on ne dit rien d'aussi absurde.

Mettons-le à côté de ce faiseur de divinités, qui nous montre astucieusement la trinité par un triangle ou de toute autre manière, et disons-lui : la chirurgie n'admet que des principes et des opérations fondés sur la certitude; pourquoi les nies-tu ? Disons en même tems à l'autre : si tu reconnais la trinité, qui constitue Dieu, pourquoi les dénatures-tu ? Ouvre l'histoire, vois le nombre des enthousiastes qui ont voulu donner des dieux à leurs semblables; il y en a plus de vingt mille. Comment te tireras-tu de là ! en faisant sans doute à ton dieu une robe à ta manière, afin qu'il la porte en un jour solemnel aux yeux du public, qui admirera ton invention. — O imposteurs ! les moyens nouveaux par lesquels vous prétendez conduire les hommes au ciel et à la santé, sont aussi illusoires que les calculs de Cambon, qui avait trouvé un Pérou dans les guenilles de chacun.

F I N.

www.ingramcontent.com/pod-product-compliance
Lightning Source LLC
LaVergne TN
LVHW021028050726
842519LV00003B/780